STATE-OF-THE-ART
# ORTHODONTICS
# 现代正畸学

# STATE-OF-THE-ART
# ORTHODONTICS
# 现代正畸学

作 者·HUGO TREVISI
REGINALDO TREVISI ZANELATO

主 译·王 林

译 者·马俊青 谷 妍 韩 越 顾月光
许 远 邹 茵 张 阳 莫浚强

State-of-the-Art Orthodontics, 1/E

Hugo Trevisi, Reginaldo C. Trevisi Zanelato

**ISBN-13:** 9780723436539

**ISBN-10:** 0723436533

Copyright © 2011 by Elsevier. All rights reserved.

**Elsevier (Singapore) Pte Ltd.**

3 Killiney Road

#08-01 Winsland House I

Singapore 239519

**Tel:** (65) 6349-0200

**Fax:** (65) 6733-1817

First Published 2011

2011年初版

# 前 言

现代科技的发展对当代正畸学产生了重大的影响，使临床正畸医生能在更短的时间内，施以适当的矫治来获得令人满意的治疗效果。事实上，越来越多的患者希望在正畸治疗的同时不影响面部美观。因此，正畸医生需要具备一定的理论基础和适当的临床技能，为每位患者提供最佳的治疗方案。

美观、低摩擦力的矫治器及微型种植体为正畸医师提供了较传统正畸矫治器更快捷有效的治疗方案，降低了传统正畸治疗机制的副作用和牙移动过程中可能造成的组织损伤。在矫治安氏Ⅱ类、Ⅲ类或者严重拥挤病例时，这些矫治装置相对于头帽及其他传统口外矫治器对患者的合作要求也有所降低。成年和未成年患者都常因为有碍美观而拒绝戴头帽等装置。本书强调治疗过程中的面部美观，介绍了口内支抗系统的使用，以减少对头帽等的需求，同时阐述了拔除第二磨牙的诊断、治疗方案和正畸生物力学原

理。这些都是患者决定是否接受正畸矫治需要考虑的关键内容。

Smartclip™ 金属自锁矫治器的发展，使得 Clarity™ SL 陶瓷自锁矫治器得以问世。Clarity™ SL 自锁矫治器不仅具备了 Smartclip™ 金属自锁矫治器的特性，而且满足了患者对美观的要求。

最后，本书还讨论了在正畸治疗过程中拔除第二磨牙的相关概念。严格把握适应证时，患者的第三磨牙会萌出代替第二磨牙，因此不失为一个很好的正畸选择。

所以，本书展现了基于美观自锁矫治器的使用、微型种植体支抗以及拔除第二磨牙的矫治等内容的治疗原理。这些内容都有助于正畸医生对治疗过程更具预见性，且更好地应用轻力实施滑动机制，进而获得更理想的生物学反应。

# 感 谢

首先感谢我们的妻子、孩子在本书撰写期间对我们的关怀、理解和支持。这些年因为爱而风雨同舟。

感谢巴西的 Adriano T. Zanelato 医生、Andre T. Zanelato 医生、Renata Trevisi 医生、Edson Alves 医生、Cristina Ferro 医生以及 Fernando Bonini 医生，基于他们日复一日的劳作，才使得我们能够收集到撰写本书所需的临床资料。

非常感谢 Michelle Trevisi de Araujo 对本书的翻译工作。

真诚感谢我们的挚友，英国的 Lars Christensen 医生，你对本书的修订使得内容更加生动易懂。

同样感谢美国蒙罗维亚市的 David Solid 对本书的最终修订。我们真诚感谢 Elsevier 的 Barbara Simmons、Alison Taylor、Nancy Arnott 以及 Lotika Singha。谢谢你们的信任！

本书相关文字及图片的使用已经得到 3M 公司的许可。

# 目 录

# CHAPTER 1

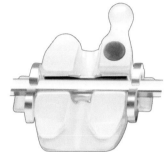

**第一章**

**低摩擦力的美观托槽：Clarity™ SL 自锁矫治系统**

## 简 介

临床上，患者对正畸治疗中和治疗后面部美观的需求日益增强。第一副具有美观功能的矫治器可以追溯到 20 世纪 70 年代，它是用塑料制作的[1-3]。

Clarity™ 矫治器在 1996 年第一次出现，它拥有和当时其他矫治器截然不同的机制。Clarity™ 多晶体陶瓷托槽的金属槽沟和独特的托槽设计能提供较好的面部美观，在正畸治疗中很好地实现滑动机制，并对牙齿进行精确的三维控制。这些优势应能满足美观矫治器的需求并且能得到正畸医生的支持，即美观矫治器应能较好地控制牙齿的转矩、倾斜和旋转且很舒适。这种矫治器同时也要易于粘结和去除，拥有牢固的粘结强度，并能提供很好的正畸治疗结果。

美观矫治器拥有明显优势的同时也有一些缺点。其中一个主要的缺点就是保持弓丝入槽的弹力结扎圈的颜色改变，主要是由患者较差的口腔卫生和不良饮食习惯引起的（图 1.1~ 图 1.3 ）。出现这个问题的多是那些经常喝咖啡、茶、红酒以及经常吸烟的患者。这些患者需要增加复诊次

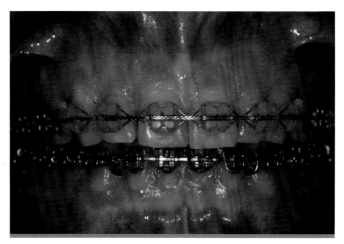

图1.1

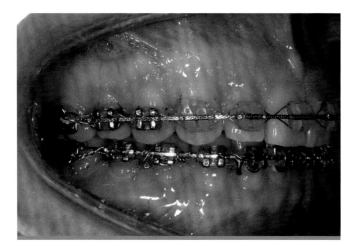

图1.2

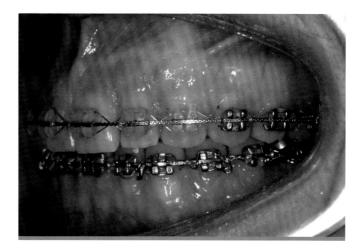

图1.3

图 1.1~ 图 1.3 正畸治疗中，传统矫治器使用的结扎圈颜色的改变，从而影响美观。

数来更换新的弹力圈，以维持矫治器的美观。

2004 年，SmartClip™ 自锁矫治器的发明，使透明自锁矫治器产生的可能性增加。这种矫治器应该拥有和金属自锁矫治器相同的性能 [4]，而且应满足患者在正畸治疗过程中对美观的需求。2007 年，技术上的新突破促成了 Clarity™ SL 自锁矫治器的产生。它拥有和传统 Clarity™ 矫治器相同的特性，例如也是金属槽沟的陶瓷托槽，采用相同的拆除托槽的方法。Clarity™ SL 自锁矫治器利用了与常规自锁托槽相同的制造技术，在托槽翼的近远中端安装了镍钛弹簧夹。

## 矫治器的特征

Clarity™ SL 自锁矫治器是基于直丝弓的矫治理念设计的，为中等尺寸的双翼菱形托槽。它是被动托槽系统：弓丝能够沿着槽沟自由滑动，当使用较小尺寸的弓丝时，弓丝和槽沟之间摩擦力较小。

Clarity™ SL 自锁托槽是由三个独立制作的部分组成的：陶瓷托槽体部、金属槽沟和镍钛弹簧夹（图 1.4）。

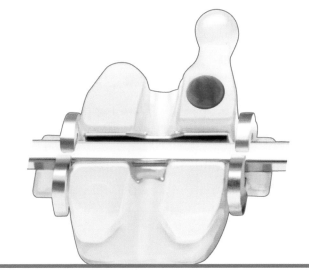

图 1.4 Clarity™ SL 自锁托槽：显示陶瓷托槽体部、金属槽沟和近远中弹簧夹。

托槽体部是由陶瓷做成的，槽沟是用金属制造并且嵌在托槽基部。镍钛夹是用激光切割并被压在托槽的近远中。这些夹子在放入和取出弓丝时是经过抗疲劳设计的。这种托槽系统具备和正常矫治器相同的特征，可以应用常规矫治器中配合使用的附件，如链圈、金属结扎及弹力结扎圈。

## Clarity™ SL 自锁矫治系统的数据

如前所述，Clarity™ SL 自锁矫治系统具有实现滑动机制的托槽设计，所以在 0.022 英寸 × 0.028 英寸的槽沟中使用 0.019 英寸 × 0.025 英寸的弓丝。这根弓丝通常是治疗的完成弓丝。Clarity™ SL 自锁矫治系统运用的基本正畸理念与 SmartClip™ 自锁矫治系统是相同的（图 1.5~ 图 1.7）。

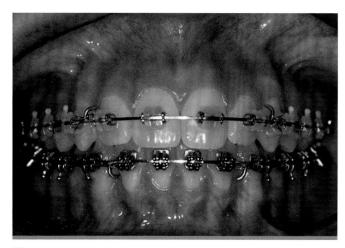

图1.5

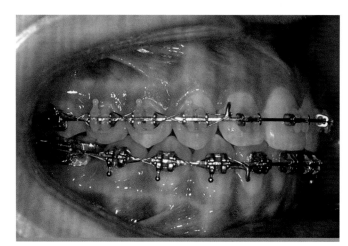

图1.6

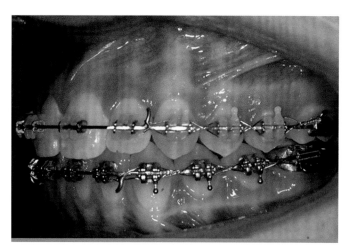

图1.7

图 1.5~ 图 1.7 上颌使用 Clarity™ SL 自锁托槽，下颌使用 SmartClip™ 自锁矫治器。

## 近远中角度

Clarity™ SL 自锁托槽的基本设计与传统托槽是相同的，即预设角度的菱形直丝弓托槽。结合个性化托槽定位系统，这种菱形外形使托槽的定位更加容易[4-6]（图 1.8～图 1.10）。

这种菱形托槽系统应用了 MBT™ 通用型矫治器的托槽数据以及个性化的托槽定位系统，可防止正畸治疗排齐整平阶段中不期望的现象发生，如前牙唇倾、覆𬌗加深以及支抗丢失等。应用个性化托槽定位系统放置托槽时应事先考虑到牙齿的形态，这样才能获得正畸治疗结束后稳定的咬合关系。

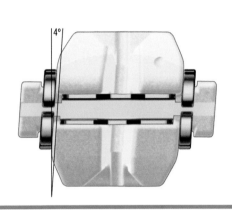

图 1.8 Clarity™ SL 矫治器的菱形托槽外形。这种托槽系统有利于每个牙齿唇颊面精确的托槽定位。

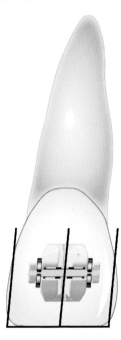

图 1.9 Clarity™ SL 菱形托槽。参照个性化托槽定位线来精确定位其在临床冠唇面的位置。

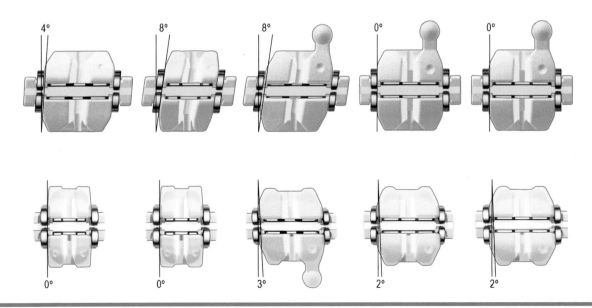

图 1.10 上下颌 Clarity™ SL 自锁托槽的内置角度。

## 倾斜度（转矩）

先进的生产工艺使得 Clarity™ SL 矫治器的陶瓷托槽体部能够嵌有金属槽沟。一种正畸矫治器的可靠性依赖于其托槽基底部内置数据以及槽沟内转矩数据的表达。金属槽沟能将弓丝的力量更好地传递给托槽，从而保证转矩的充分表达。而且，在正畸治疗中，金属槽沟能够有效降低摩擦力，更有利于弓丝在槽沟内的滑动[7,8]。Clarity™ SL 矫治系统的金属槽沟带有内置的转矩（图 1.11）。

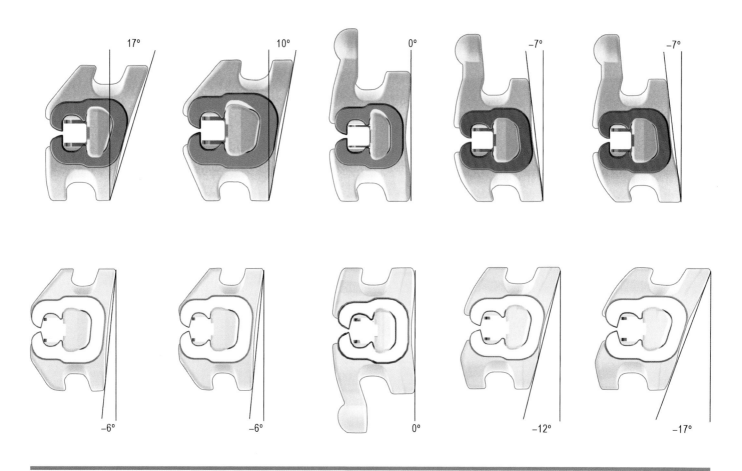

图 1.11 上颌和下颌 Clarity™ SL 托槽转矩表达的侧面观。

## 第一序列弯曲（托槽厚度）

从水平面来看，正畸治疗后𬌗的功能协调性是由矫治器内置的第一序列弯曲、使用的弓丝形状以及上下牙弓的协调性所决定的。上下牙弓间的关系包括：切牙切导和尖牙引导，以及后牙中央尖、颊𬌗、舌𬌗侧边缘嵴的关系，这些都依赖于上下牙弓间的协调性 [5-8]，以及正畸托槽内置的第一序列弯曲数据（图 1.12, 图 1.13 ）。

Clarity™ SL 自锁托槽在设计生产时，考虑到了𬌗的功能协调性，从而在正畸治疗中能够联合传统矫治器和 SmartClip™ 自锁矫治器的不同特征治疗同一个患者（图 1.5~ 图 1.7 ）。

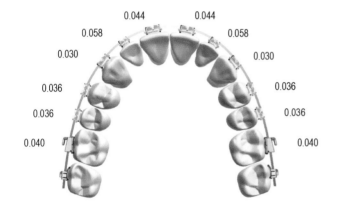

图 1.12 上牙弓的𬌗面像显示 Clarity™ SL 自锁托槽第一序列弯曲的表达。

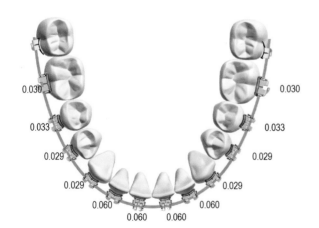

图 1.13 下牙弓的𬌗面像显示 Clarity™ SL 自锁托槽第一序列弯曲的表达。

## 槽沟深度

如前所述，Clarity™ SL 是一种被动自锁矫治器，即弹簧夹对弓丝一般不施加主动的压力（个别扭转牙除外）。这样在早期的排齐整平阶段就可以使用较小的正畸力（图

1.14~ 图 1.16 ）。排齐整平阶段即将结束时，置入 0.019 英寸 × 0.025 英寸不锈钢方丝（图 1.17 ）或者 0.014 英寸与 0.016 英寸镍钛双丝，此时槽沟被正畸弓丝完全充满（图 1.34~ 图 1.36 ）。

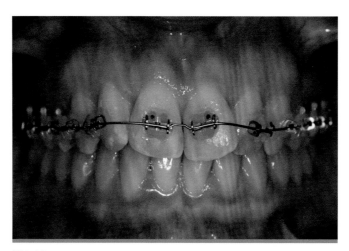

图1.14

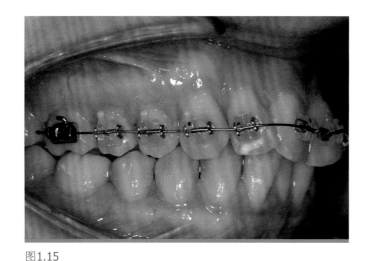

图1.15

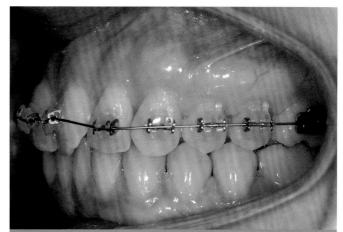

图1.16

图 1.14~ 图 1.16 初期排齐阶段，上颌牙弓使用 0.014 英寸超弹镍钛圆丝。

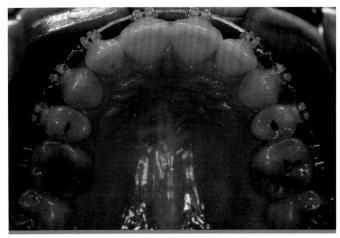

图 1.17 上颌牙弓使用 0.019 英寸 × 0.025 英寸镍钛方丝的𬌗面像。从水平面看，槽沟被充分填满。

Clarity™ SL 自锁矫治器的下切牙托槽的弹簧夹至槽沟底部的深度为 0.0270 英寸，其余托槽槽沟深度均为 0.0275 英寸。这种槽沟深度的设计目的是为了加强治疗初期对扭转牙齿的控制（图 1.18，图 1.19）。

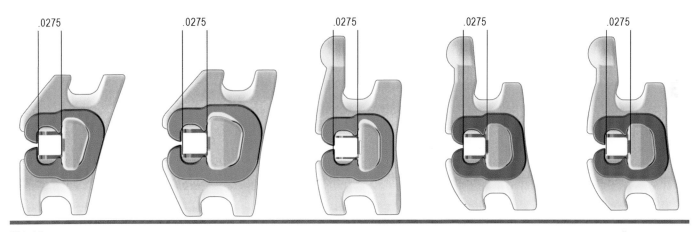

图1.18

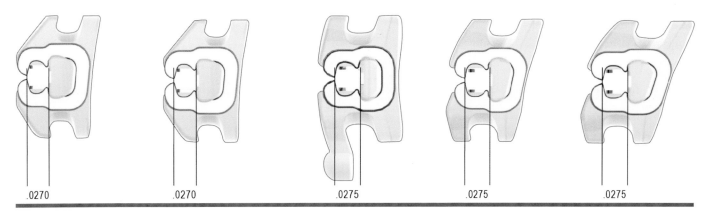

图1.19

图 1.18，图 1.19 上下颌 Clarity™ SL 自锁托槽的弹簧夹至槽沟底部深度的侧面观。下切牙托槽的槽沟深度为 0.0270 英寸。

## Clarity™ SL 自锁矫治系统的滑动机制

当使用 Clarity™ SL 自锁托槽时，滑动机制原理 [4, 5, 11, 12] 能得到充分的应用。其金属槽沟的设计保证了排齐、整平、

关闭间隙和完成以及精细调整的准确完成。排齐阶段，当正畸弓丝能在槽沟中自由滑动的时候，咀嚼和肌肉的力量能够与较低的摩擦力互相协调，从而能引发良好的生物学反应（图 1.20, 图 1.21 ）。

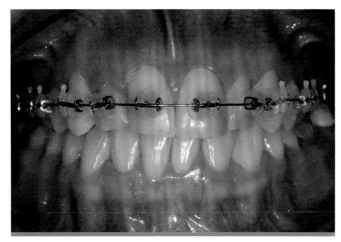

图1.20

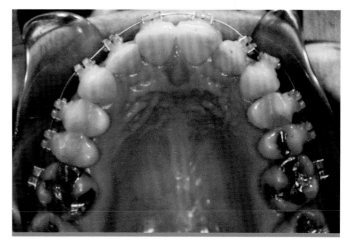

图1.21

图 1.20, 图 1.21 利用 Clarity™ SL 自锁矫治器开始矫正扭转和唇舌侧错位牙时，使用 0.014 英寸超弹镍钛圆丝。

## 排齐

排齐是正畸治疗的初始阶段，对于拔牙或不拔牙病例，均可根据拥挤程度使用 0.014 英寸镍钛圆丝或者其他超弹弓丝。0.022 英寸 × 0.028 英寸的托槽能够给 0.014 英寸弓丝提供较大的灵活性，通过弹簧夹使弓丝能够轻松的放入与取出（图 1.22~ 图 1.24）。

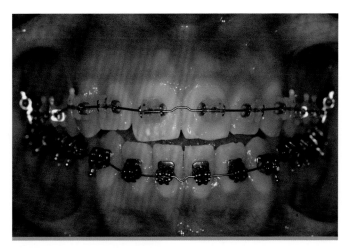

图1.22

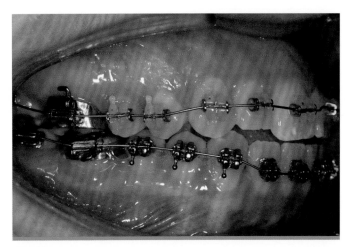

图1.23

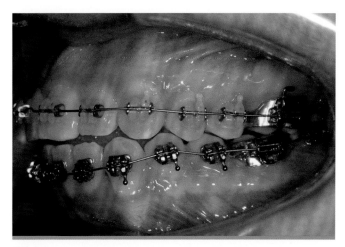

图1.24

图 1.22~ 图 1.24 上颌牙弓使用 0.022 英寸 × 0.028 英寸 Clarity™ SL 自锁矫治器，下颌使用 SmartClip™ 自锁矫治器。在排齐阶段，上下颌牙弓都使用 0.014 英寸超弹镍钛圆丝。

在非拔牙病例中，间隙可以通过切牙唇倾或邻面去釉、尖牙间和前磨牙间及磨牙间牙弓宽度的扩大、后牙远移或邻面去釉获得。治疗程序的选择依赖于正畸计划的制定并结合牙齿可视化治疗目标（VTO）的分析[13]。

在前磨牙拔除的病例中，尖牙应该通过向后结扎（使用 0.009 英寸结扎丝）进行远移，从而为切牙的排齐开拓间隙（图 1.25, 图 1.26）。

这种由被动托槽、肌肉运动和咀嚼功能相结合的生物机制有利于产生最佳的生物反应和牙齿移动。在这种情形下，应用较小的力量就能够使拥挤和错位牙齿得到较快的矫正。此阶段通常是以 0.016 英寸镍钛圆丝作为完成弓丝。

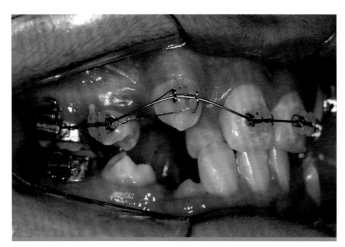

图1.25

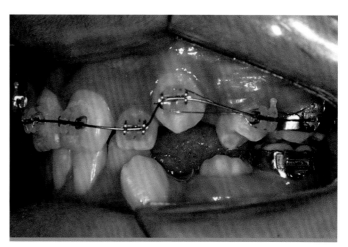

图1.26

图 1.25, 图 1.26 上颌使用 Clarity™ SL 自锁矫治器，前磨牙拔除后开始尖牙远移。

## 整平

在整平阶段，从水平面观察，牙冠倾斜度和扭转的矫正是在托槽槽沟整平的时候完成的。如前所述，非拔牙病例的间隙开拓可以由切牙邻面去釉，唇倾，后牙远移以及尖牙间、前磨牙间和磨牙间的扩弓实现。

拔牙病例的整平应该在尖牙远移并提供了切牙排齐所需的间隙后才开始（图 1.27~ 图 1.30 ）。

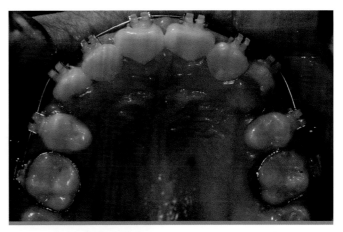

图 1.27 前磨牙拔除病例中，尖牙远移完成后的𬌗面像。

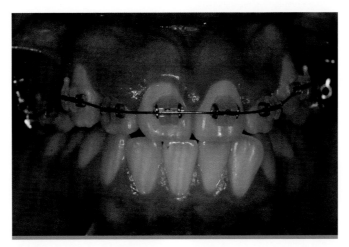

图1.28

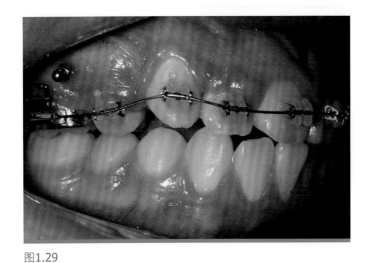

图1.29

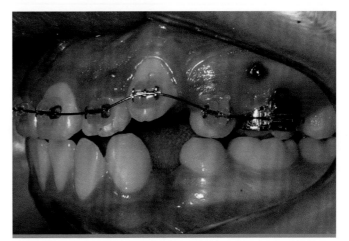

图1.30

图 1.28~ 图 1.30 尖牙远移后的正面和侧面口内像。

整平可以通过两种弓丝顺序来实现：

- 自锁矫治器使用的经典弓丝顺序是 0.016 英寸 × 0.025 英寸或 0.017 英寸 × 0.025 英寸镍钛方丝或超弹弓丝，并以 0.019 英寸 × 0.025 英寸镍钛方丝或超弹方丝作为完成弓丝（图 1.31~ 图 1.33）。

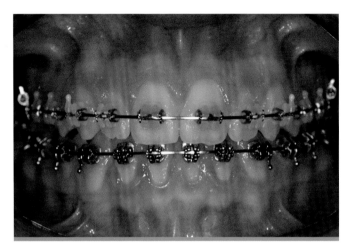

图1.31

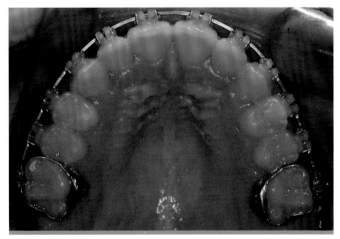

图1.32

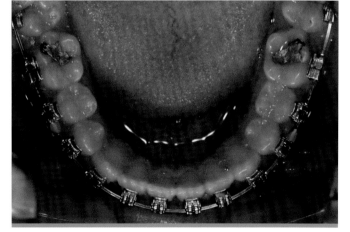

图1.33

图 1.31~ 图 1.33 整平阶段结束时的正面和𬌗面观。上下颌都使用 0.019 英寸 × 0.025 英寸镍钛方丝。

- 还有一种弓丝顺序就是应用小尺寸的圆丝，它也能够取得较好的矫治结果并且我们也推荐这种方法。在这种技术中，放置 0.014 英寸镍钛圆丝后，再将 0.016 英寸镍钛圆丝叠放在 0.014 英寸镍钛圆丝的上面（图 1.34~ 图 1.36）。双丝技术在治疗的早期阶段就能够完全入槽。

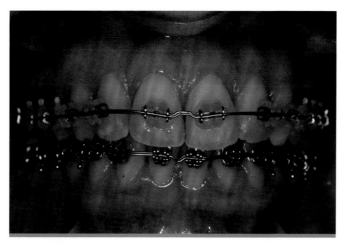

图1.34

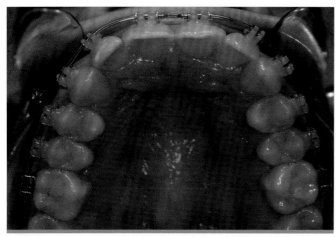

图1.35

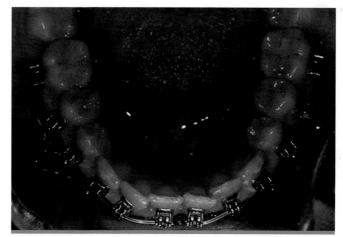

图1.36

图 1.34~ 图 1.36 Clarity™ SL 自锁矫治器配合 0.016 英寸和 0.014 英寸镍钛双丝，完成整平阶段。

对于扭转牙的矫正，自锁矫治器和传统矫治器相比有其局限性，主要体现在下前牙部分。这个问题的出现主要是因为自锁矫治器相对于矫治弓丝呈被动状态。但是0.014英寸和0.016英寸的双丝置入就能解决这个问题。这个弓丝顺序对于拔牙和非拔牙病例都适用。

Clarity™ SL 0.022英寸 × 0.028英寸自锁矫治器的下前牙槽沟深度为0.0270英寸，即镍钛夹到槽沟底部的距离，其余的槽沟深度为0.0275英寸。从水平面上看起来，似乎没有足够的空间来放置两根弓丝（图1.37）。然而当放置第二根弓丝的时候，一根弓丝会龈向滑动，另一根弓丝会𬌗向滑动，因此，弓丝能在水平和垂直向充满槽沟（图1.38）。在下颌前牙托槽中，0.014英寸弓丝叠放在0.016英寸弓丝之上与0.021英寸弓丝入槽的效果相同（图1.39）。

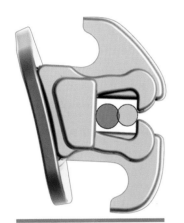

图1.37

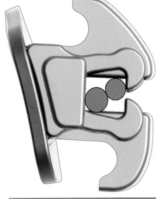

图1.38

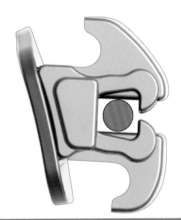

图1.39 0.014英寸圆丝和0.016英寸圆丝的双丝效果相当于一根0.021英寸圆丝入槽。

图1.37，图1.38 一根0.014英寸弓丝和一根0.016英寸弓丝共同放置在槽沟内导致弓丝的直径大于槽沟的深度。然而，在临床上，图1.38显示，第二根弓丝施加的力量导致一根弓丝𬌗向移动，另一根弓丝龈向移动，因此可以充满槽沟且不超过槽沟的深度。

两根圆丝的同时使用能非常有效地实现扭转牙矫正、托槽槽沟的倾斜及牙弓整平。排齐整平后，以 0.019 英寸 × 0.025 英寸镍钛丝或不锈钢方丝作为双丝之后的下一根弓丝。因而间隙关闭的生物学机制在治疗的早期就能应用（图 1.40~ 图 1.42 ）。

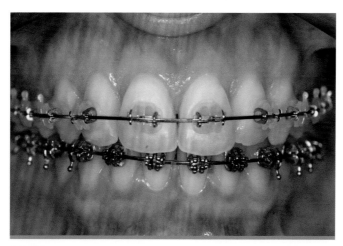

图1.40

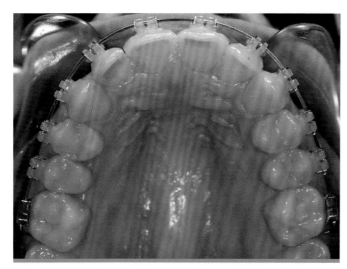

图1.41

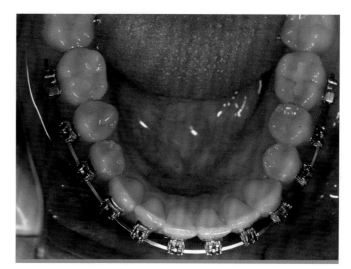

图1.42

图 1.40~ 图 1.42 0.014 英寸和 0.016 英寸双丝完成牙列的整平阶段后，上下颌放入 0.019 英寸 × 0.025 英寸镍钛方丝。

## 关闭间隙

为了有助于转矩的最佳表达，在使用 0.019 英寸 × 0.025 英寸方丝时，同时用 0.009 英寸的结扎丝从尖牙托槽近中的牵引钩至第一或第二磨牙的颊面管被动结扎。被动结扎应该在滑动关间隙的 30 天前开展（图 1.43）。对于 SmartClip™ 自锁矫治器，一般不推荐在关闭间隙之前的阶段提前应用滑动机制。

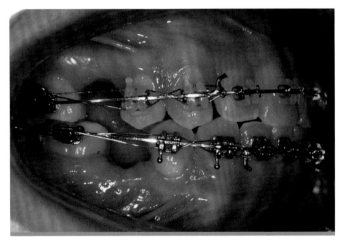

图 1.43 在 0.019 英寸 × 0.025 英寸不锈钢方丝的尖牙近中位置预焊牵引钩，以便被动结扎。

不管是拔牙还是非拔牙病例，当转矩表达后，便可以开始实施滑动机制。在弓丝的尖牙近中位置的牵引钩用于内收前牙。可以在椅旁焊接牵引钩或者使用预成牵引钩的弓丝 [12,14]（图 1.44, 图 1.45）。

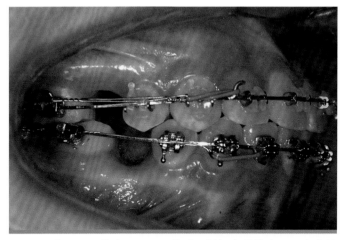

图 1.44 在 0.019 英寸 × 0.025 英寸不锈钢方丝的尖牙近中位置焊接黄铜牵引钩，利用链圈结合结扎丝内收前牙。

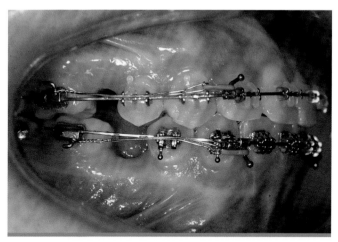

图 1.45 在 0.019 英寸 × 0.025 英寸不锈钢方丝的尖牙近中位置夹上成品的弯曲牵引钩，利用链圈结合结扎丝内收前牙。

弹性结扎圈或镍钛螺簧都可以进行间隙的关闭 [15,16]（图 1.46, 图 1.47）。从间隙关闭的开始到关闭结束后 1 个月，都应持续使用结扎丝牵拉结扎圈或者镍钛螺簧的方式，目的是使牙根的位置能体现托槽所表达的轴倾和转矩度数。

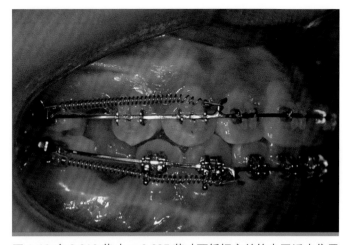

图 1.46 在 0.019 英寸 × 0.025 英寸不锈钢方丝的尖牙近中位置焊接黄铜牵引钩，利用镍钛螺簧内收前牙。

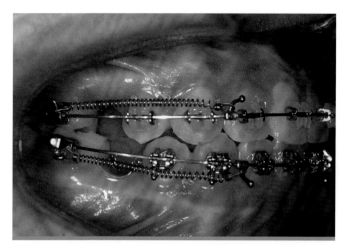

图 1.47 在 0.019 英寸 × 0.025 英寸不锈钢方丝的尖牙近中位置夹上成品的弯曲牵引钩，利用镍钛螺簧内收前牙。

## 完成和精细调整

在每个牙齿都取得三维控制（轴倾度、颊舌向倾斜度、旋转）之后，一般推荐以 0.019 英寸 × 0.025 英寸不锈钢方丝作为完成弓丝结束正畸治疗（图 1.5~ 图 1.7）。在正中关系位检查牙合关系，前伸运动检查切牙切导，侧方运动检查尖牙引导（图 1.48~ 图 1.56）。

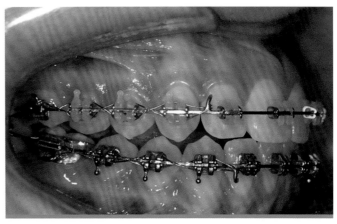

图1.48

图 1.48~1.50 检查功能性咬合，即切牙切导作用。患者在治疗后期使用 0.019 英寸 × 0.025 英寸不锈钢方丝。

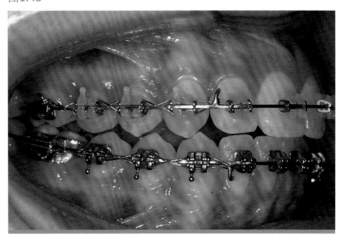

图1.51

图 1.51~1.53 检查功能性咬合，即右侧尖牙引导作用。患者在治疗后期使用 0.019 英寸 × 0.025 英寸不锈钢方丝。

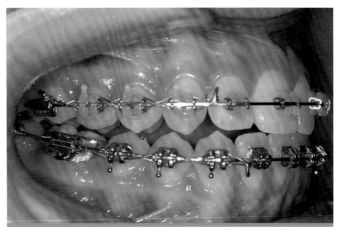

图1.54

图 1.54~1.56 检查功能性咬合，即左侧尖牙引导作用。患者在治疗后期使用 0.019 英寸 × 0.025 英寸不锈钢方丝。

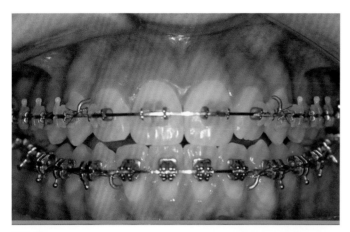

图1.49

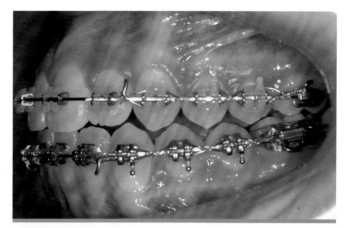

图1.50

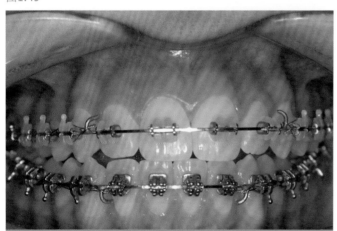

图1.52

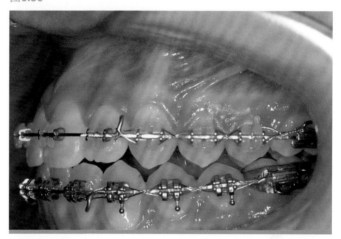

图1.53

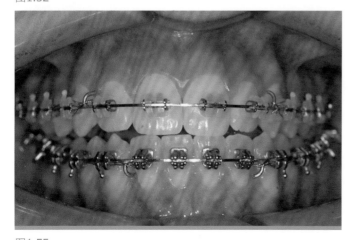

图1.55

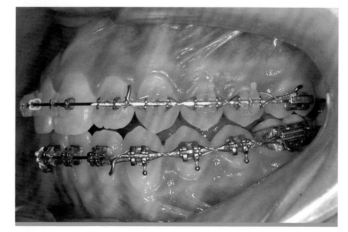

图1.56

此时，应用 0.019 英寸 × 0.025 英寸麻花方丝配合 4 盎司力的 3/16 颌间牵引来达到最终完成殆的精细调整（图 1.57~ 图 1.59 ）。最初 30 天，患者每天 24 小时都要佩戴颌间牵引，接下来的 30 天在夜里睡觉的时候使用。当殆关系稳定后，正畸治疗结束并拆除矫治器。患者应当尽早并按规定使用保持器。

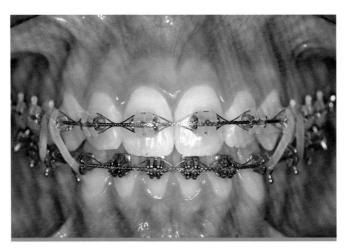

图1.57

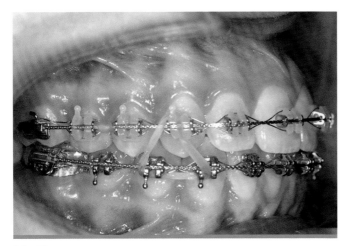

图1.58

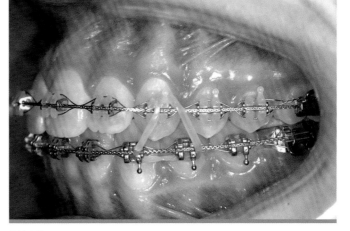

图1.59

图 1.57~ 图 1.59 0.019 英寸 × 0.025 英寸麻花方丝配合 3/16 颌间牵引进行精细调整。

# Clarity™ SL 自锁托槽的拆除

　　Clarity™ SL 自锁托槽精细的设计使医生可以很轻松地拆除托槽，而不会引起患者的不舒适感。殆龈向的应力集中区位于托槽的中心，有利于托槽的去除（图 1.60）。有专用钳夹断并去除托槽（图 1.61, 图 1.62），它把应力分布在托槽的近中翼和远中翼，从而导致托槽沿着应力集中区断裂（图 1.63, 图 1.64）。这就使得托槽底板的脱落不会引起患者的疼痛及釉质的损伤。

应力集中线

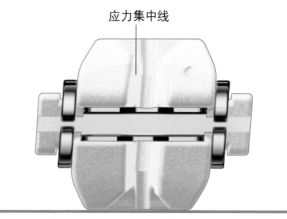

图 1.60 Clarity™ SL 自锁托槽应力集中线的正面观。

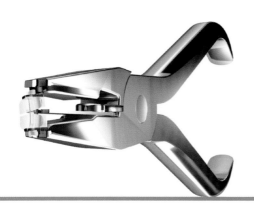

图1.61

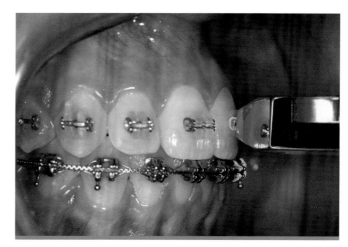

图1.63

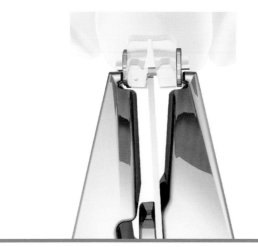

图1.62

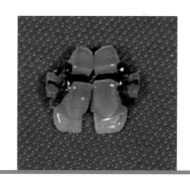

图1.64

图 1.61, 图 1.62 托槽拆除钳按照应力集中线夹持托槽的近中翼及远中翼。

图 1.63, 图 1.64 使用托槽拆除钳拆除 Clarity™ SL 托槽。图 1.64 显示托槽沿着应力集中区断裂。

矫治器应分两个阶段拆除：

• 第一阶段是拆除上颌矫治器并戴用上颌保持器（例如哈雷保持器）。

• 第二阶段通常是拆除上颌矫治器 30 天后，拆除下颌矫治器。

之所以推荐两个阶段拆除矫治器，是因为下颌使用粘结式舌侧保持器，下牙弓的后牙段是没有保持器的。同时拆除上下颌矫治器时，下颌后牙段较上颌更易发生舌倾。拆除上颌矫治器后，继续保留 1 个月下颌矫治器的目的在于促进自然 𬌗 的稳定性，使得肌肉和咀嚼功能与最终的动态功能𬌗相协调，从而很好的控制下颌牙齿的舌倾度（图 1.65~ 图 1.70 ）。

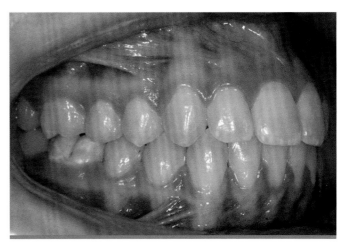

图 1.65~ 图 1.67 治疗后上下颌牙弓的正面和侧面口内像。

图1.65

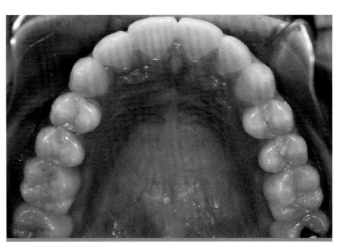

图 1.68~ 图 1.70 治疗后上下颌牙弓的𬌗面像。正畸治疗结束后的切牙切导及尖牙引导（图 1.70 ）。

图1.68

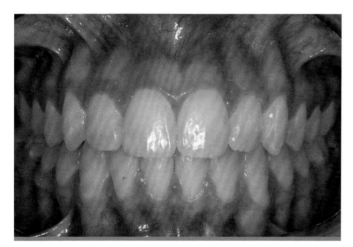

图1.66

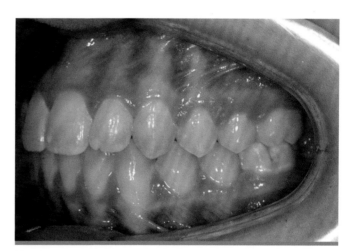

图1.67

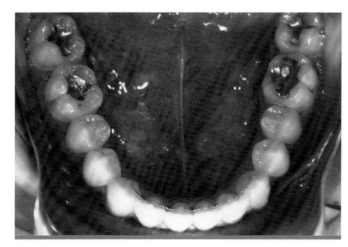

图1.69

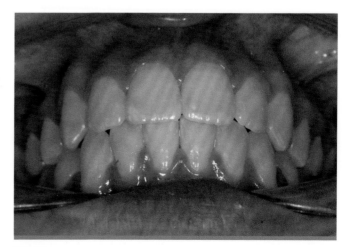

图1.70

## 参考文献

1. Fernandez L, Canut J A. In vitro comparison of the retention capacity of new aesthetic brackets. European Journal of Orthodontics, 1999, 21:71–77

2. Johnson G, Walker M P, Kula K. Fracture strength of ceramic bracket tie wings subjected to tension. Angle Orthodontist, 2004, 75:95–100

3. Gottlieb E L, Nelson A H, Vogels D S. 1990 JCO study of orthodontic diagnosis and treatment procedures 1 Results and trends. Journal of Clinical Orthodontics, 1991, 25:145–156

4. Trevisi H. SmartClip™: tratamento ortodôntico com sistema de aparelho autoligado – conceito e biomecânica. Rio de Janeiro: Elsevier, 2007

5. Bennett J C, McLaughlin R P. O tratamento ortodôntico da dentição com o aparelho pré-ajustado. São Paulo: Artes Médicas, 1998, 28–40

6. McLaughlin R P, Bennett J C, Trevisi H. Mecânica sistematizada de tratamento ortodôntico. São Paulo: Artes Médicas, 2004

7. Hawley C A. Determination of the normal arch and its application to orthodontics. Dental Cosmos, 1905 47:541–552

8. McLaughlin R P, Bennett J C. Arch form considerations for stability and esthetics. Revista Española de Ortodoncia, 1999, 29:46–63

9. Kim T K, Kim K D, Baek S H. Comparison of frictional forces during the initial leveling stage in various combinations of self-ligating brackets and archwires with a custom-designed typodont system. American Journal of Orthodontics and Dentofacial Orthopedics, 2008, 133:187

10. Yeh C L, Kusnoto B, Viana G, Evans C A, Drummond J L. In-vitro evaluation offrictional resistance between brackets with passive-ligation designs. American Journal of Orthodontics and Dentofacial Orthopedics, 2007, 131:704

11. Kusy R P, Whitley J Q. Frictional resistance of metal-lined ceramic brackets versus conventional stainless steel brackets and development of 3-D friction maps. Angle Orthodontist, 2007, 71:364–374

12. Bennett J C, McLaughlin R P. Controlled space closure with a preadjusted appliance system. Journal of Clinical Orthodontics, 1990, 24:251–260

13. Zanelato A C T, Trevisi H, Zanelato R C T, Zanelato A C T, Trevisi R C. Análise da Movimentação Dentária (VTO dentário). Revista Clínica de Ortodontia, 2006, 5:59–65

14. Nattrass C, Ireland A J, Sherriff M. The effect of environmental factors on elastomeric chain and nickel titanium coil springs. European Journal of Orthodontics, 1998, 20:169–176

15. Samuels R H, Rudge S J, Mair L H. A comparison of the rate of space closure using a nickel-titanium spring and an elastic module: a clinical study. American Journal of Orthodontics and Dentofacial Orthopedics, 1993, 103:464–467

16. McLaughlin R P, Bennett J C. Finishing and detailing with a preadjusted appliance system. Journal of Clinical Orthodontics, 1991, 25:251–264

17. Andrews L F. The Straight Wire Appliance explained and compared. Journal of Clinical Orthodontics, 1976, 10:174–195

18. Maltagliati L A. Bráquetes estéticos – considerações clínicas. Revista Dental Press de Ortodontia e Ortopedia Facial, 2006, 5:75–81

# 第一章 临床病例 1

**姓名：AM**
**性别：女**
**年龄：18岁**
**面型：长面型**
**骨型：Ⅱ类**
**术前正畸：5个月**
**术后正畸：12个月**
**总时间：17个月**

## 诊断

安氏Ⅰ类错𬌗，前牙开𬌗，上下颌基骨严重不调，开唇露齿，颜面部美观性差。

## 正颌手术治疗计划

正畸治疗分三个步骤：

- **术前阶段**：去代偿，排齐整平上下牙弓。
- **正颌手术**：双颌手术，上颌骨压低并前移，下颌骨前移并逆时针旋转，颏前移，减少前面部高度。
- **术后阶段**：精细调整并完善手术后的咬合。

## 矫治器

- 上颌牙弓 Clarity™ SL 自锁托槽
- 下颌牙弓 SmartClip™ 自锁托槽
- 上颌哈雷保持器
- 下颌 3-3 固定舌侧保持器

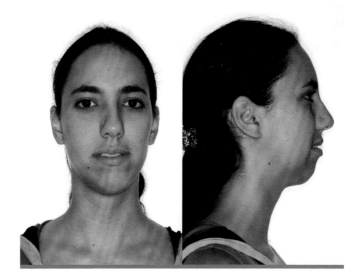

图1.71 图1.72

图 1.71, 图1.72
治疗前面像示面部不对称，严重的Ⅱ类长面型，开唇露齿。

**病例报告**

患者为安氏 I 类磨牙关系，前牙开𬌗，上下颌基骨严重不调，上唇闭合不全，颜面部美观性差。治疗包括上颌牙弓放置 Clarity™ SL 自锁托槽矫治器，下颌牙弓放置 SmartClip™ 自锁托槽矫治器。出于正颌外科手术治疗的考虑，上下颌第一磨牙粘结了带环，并在第二磨牙带环上预先焊接了 MBT™ 系统的颊面管。初期排齐阶段陆续使用 0.014 英寸超弹镍钛圆丝和 0.016 英寸超弹镍钛圆丝。整平阶段陆续使用 0.017 英寸 × 0.025 英寸超弹镍钛方丝和 0.019 英寸 × 0.025 英寸超弹镍钛方丝。术前准备阶段使用的是尖牙近中位置焊接牵引钩的 0.019 英寸 × 0.025 英寸的不锈钢方丝。作为手术计划的一部分，上颌弓丝在双侧尖牙近中位置分别被切断。下颌为连续弓丝，从尖牙近中的牵引钩到第二磨牙向后被动结扎（ 0.009 英寸结扎丝 ）。将侧位片、全景片等影像资料及术前研究模型交与外科医生以利于手术计划的制定。

正颌手术的治疗计划为，在切牙和尖牙之间劈开上颌骨，实现上颌骨的压低并前移。下颌骨逆时针旋转并前移。通过颏部前移，使下颌骨的前面高减少。使用弹性装置固定牙齿 6 天，接着佩戴 3/16（ 4 盎司力值 ）的颌间牵引一个月。用 0.017 英寸 × 0.025 英寸镍钛方丝替换 0.019 英寸 × 0.025 英寸镍钛方丝，继续颌间弹性牵引。30 天后，使用 0.019 英寸 × 0.025 英寸镍钛方丝，接着换用 0.019 英寸 × 0.025 英寸不锈钢方丝，尖牙近中的牵引钩到第二磨牙之间被动结扎。精细调整阶段使用麻花方丝，配合夜间 3/16（ 4 盎司力值 ）的颌间牵引。保持阶段，上颌使用哈雷氏保持器，下颌粘结 3–3 固定舌侧保持器。Clarity™ SL 自锁托槽矫治器在治疗过程中提供了较好的面部美观，并且缩短了疗程。治疗结果显示，达到了功能𬌗的目标，并大大改善了颜面部美观。

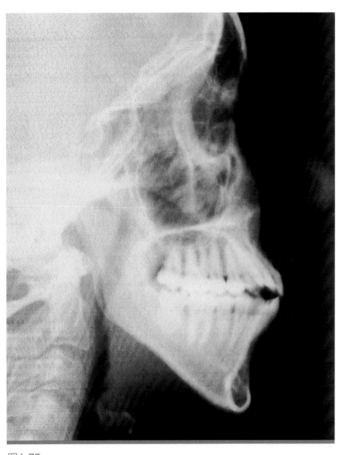

图1.73

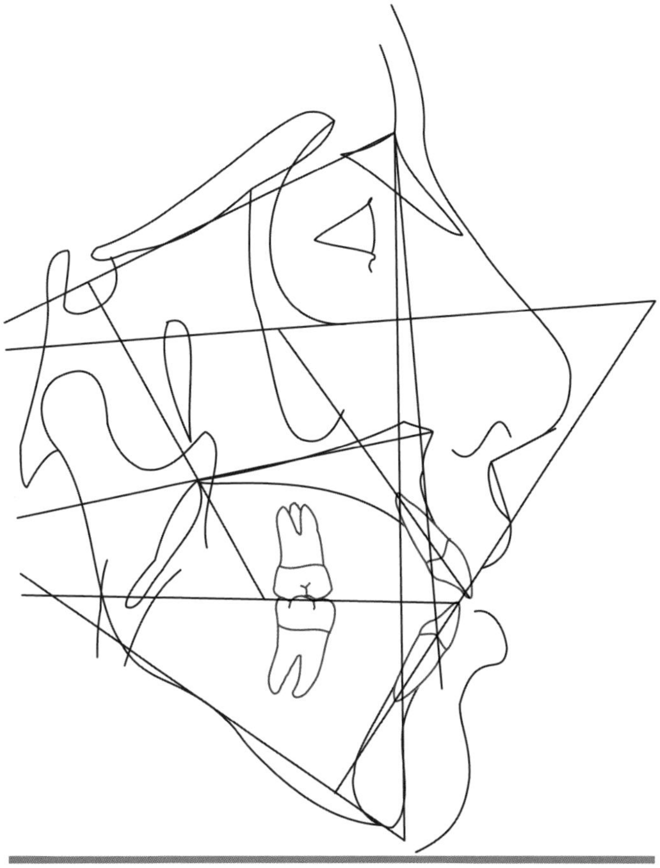

图1.74

| | |
|---|---|
| SNA∠ | 73° |
| SNB∠ | 69° |
| ANB∠ | 4° |
| A-N⊥FH | -1mm |
| Po-N⊥FH | -13mm |
| Wits | 2mm |
| GoGn SN∠ | 55° |
| FH Md∠ | 41° |
| Mx Md∠ | 46° |
| U1 to A-Po | 10mm |
| L1 to A-Po | 9mm |
| U1 to Mx plane∠ | 112° |
| L1 to Md plane∠ | 89° |
| **Facial analysis** | |
| Nasolabial∠ | 112° |
| NA⊥nose∠ | 32mm |
| Lip thickness | 7mm |

图1.73~图1.75

侧位片、描迹图和分析表明垂直向角度的测量数据过大。

图1.75

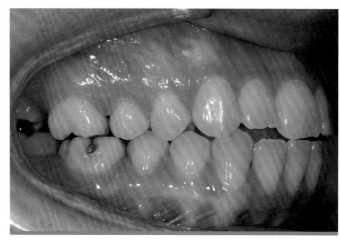

图1.76

图1.76~图1.78
治疗前正面和侧面口内像显示磨牙 I 类关系，前牙开𬌗。

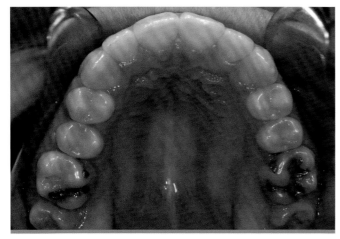

图1.79

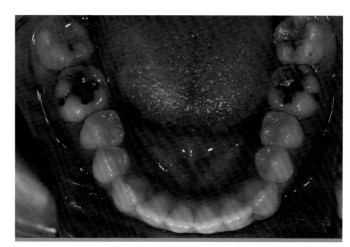

图1.80

图1.79~图1.81
治疗前𬌗面像显示上下牙弓情况。图 1.81 显示前牙开𬌗，并且没有建立切牙切导。

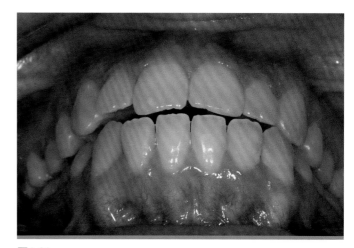

图1.81

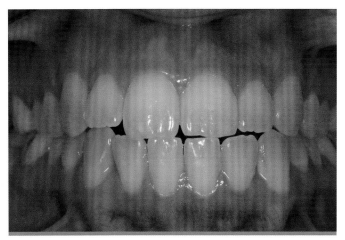

图1.77

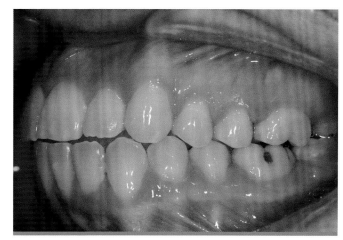

图1.78

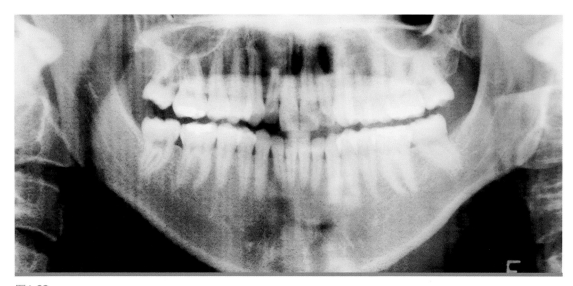

图1.82

图 1.82 全景片显示为恒牙列。

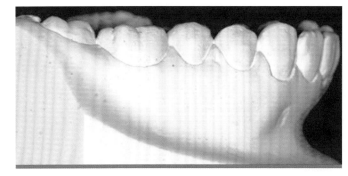

图1.83

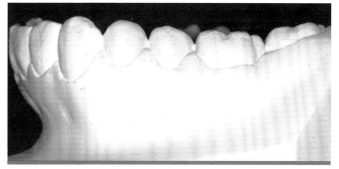

图1.84

图 1.83, 图 1.84 研究模型的侧面观显示 Spee 曲线平坦。

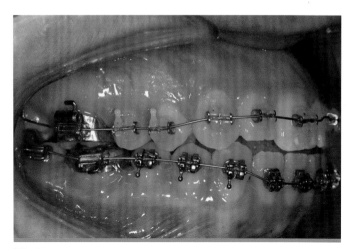

图1.85~图1.87

上颌牙弓 Clarity™ SL 自锁托槽，下颌牙弓 SmartClip™ 自锁托槽；0.014 英寸超弹镍钛圆丝开始排齐。

图1.85

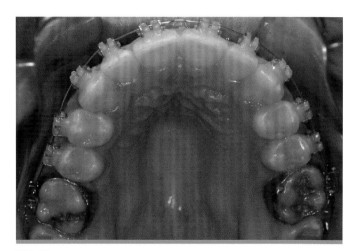

图1.88, 图1.89

0.014 英寸超弹镍钛圆丝开始排齐。

图1.88

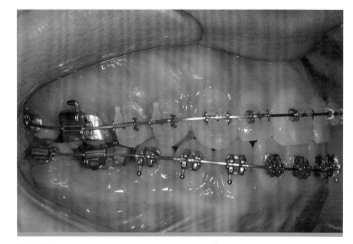

图1.90~图1.92

整平阶段的正面和侧面口内像，0.019 英寸 × 0.025 英寸镍钛方丝在位。

图1.90

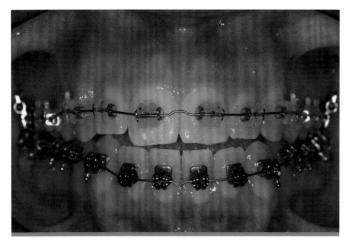

图1.86

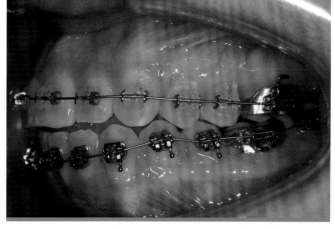

图1.87

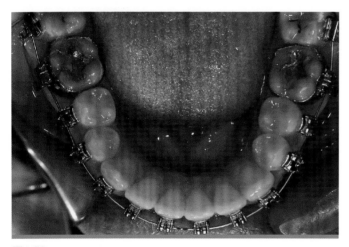

图1.89

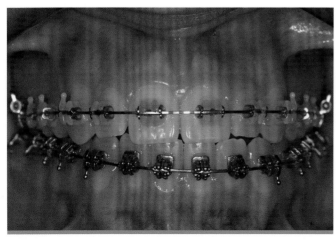

图1.91

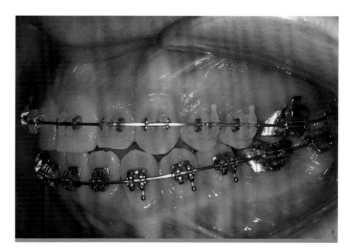

图1.92

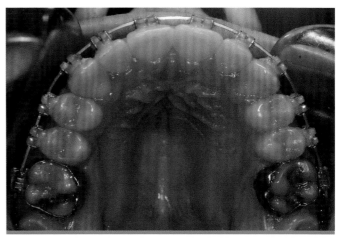

图1.93

图1.93, 图1.94

0.019 英寸 × 0.025 英寸镍钛方丝对所有的牙齿都有很好的旋转控制。

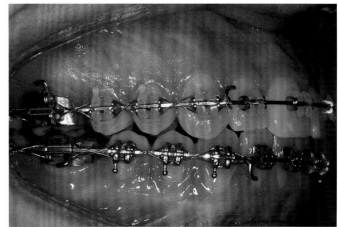

图1.95

图1.95~图1.97

治疗第一阶段（术前正畸）的最后弓丝为 0.019 英寸 × 0.025 英寸不锈钢方丝，从尖牙近中的牵引钩到第二磨牙被动结扎。

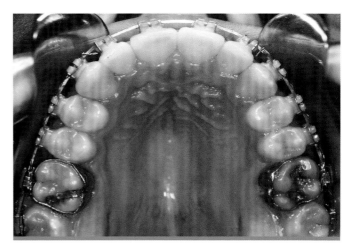

图1.98

图1.98~图1.100

0.019 英寸 × 0.025 英寸不锈钢方丝在位的𬌗面像。图1.100 显示在这个治疗阶段还未建立良好的切牙切导及尖牙引导。

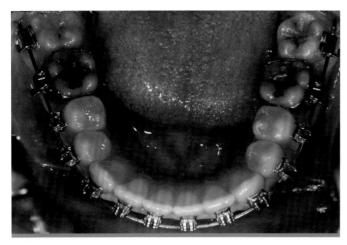

图1.94

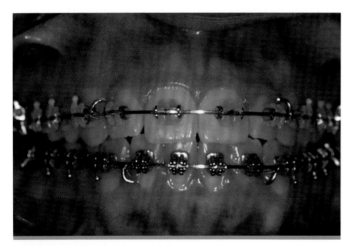

图1.96

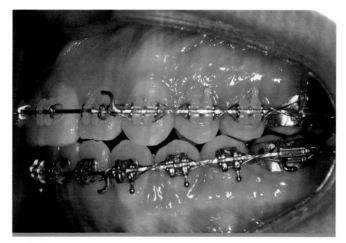

图1.97

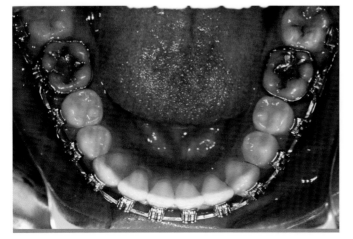

图1.99

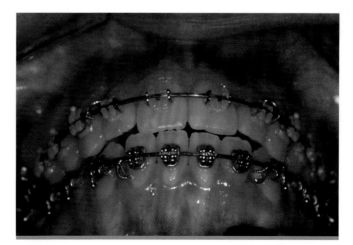

图1.100

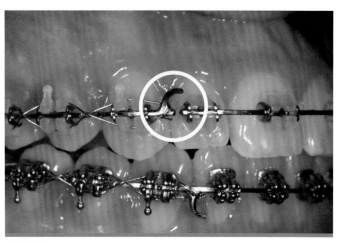

图1.101

图1.101, 图1.102
侧面口内像显示，上颌弓丝在双侧牵引钩近中切断，为双颌手术做准备。

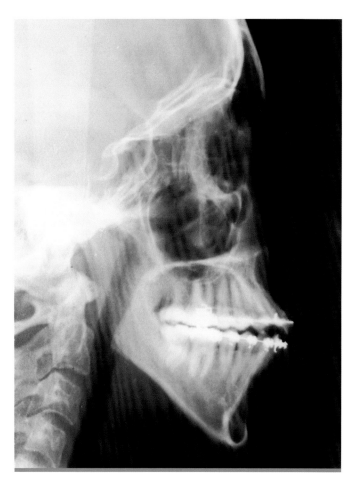

图1.103

图1.103~图1.105
手术前侧位片、描迹图与分析。

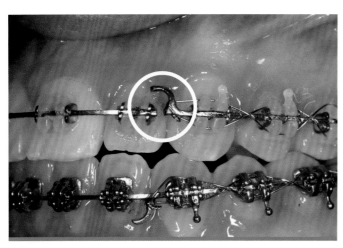

图1.102

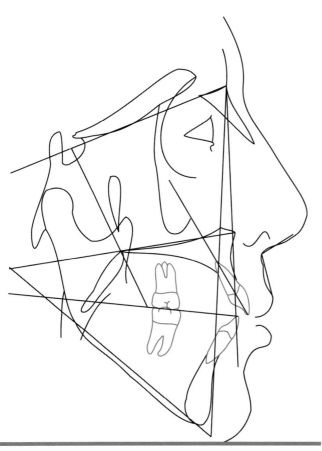

图1.104

图1.105

| | |
|---|---|
| SNA∠ | 73° |
| SNB∠ | 69° |
| ANB∠ | 4° |
| A-N⊥FH | -1mm |
| Po-N⊥FH | -13mm |
| Wits | 2mm |
| GoGn SN∠ | 55° |
| FH Md∠ | 41° |
| Mx Md∠ | 46° |
| U1 to A-Po | 10mm |
| L1 to A-Po | 9mm |
| U1 to Mx plane∠ | 112° |
| L1 to Md plane∠ | 89° |
| **Facial analysis** | |
| Nasolabial∠ | 112° |
| NA⊥nose∠ | 32mm |
| Lip thickness | 7mm |

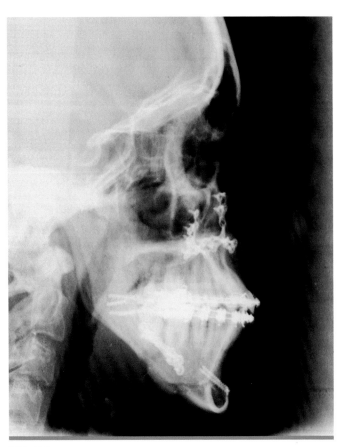

图1.106

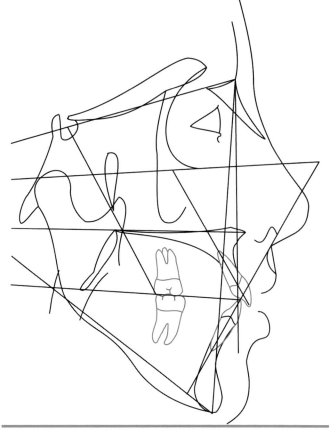

图1.107

**图1.106~图1.108**

正颌手术后侧位片描迹图和全景片。上颌骨前移并压低，下颌骨前移，逆时针旋转。下颌骨前面部的垂直高度减少，颏部前移。

**图1.109~图1.111**

手术后 30 天的正面和侧面口内像。术后治疗从 0.017 英寸 × 0.025 英寸镍钛方丝开始，配合尖牙、前磨牙段的颌间牵引。

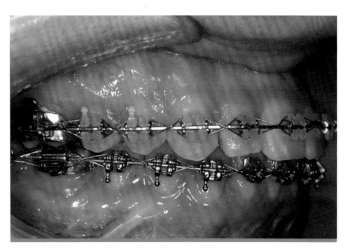

图1.109

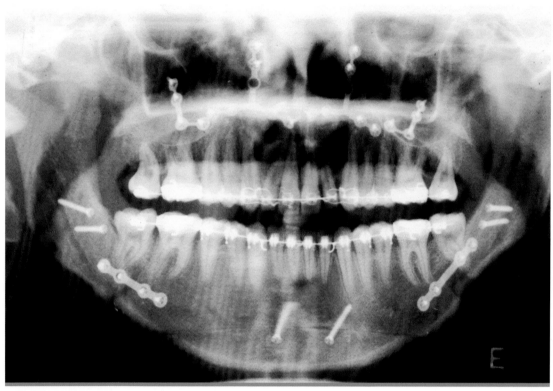

图1.108

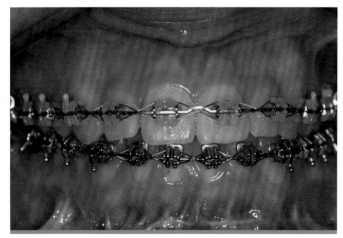

图1.110

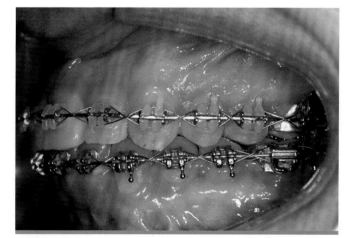

图1.111

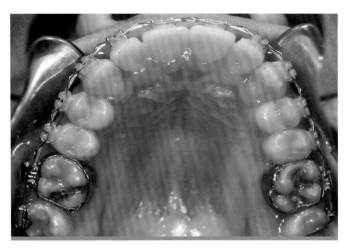

图1.112

图1.112~图1.114

上下颌殆面像,显示很好的排齐效果和牙弓形态。图 1.114 显示良好的切牙切导。

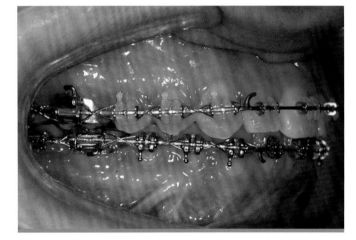

图1.115

图1.115~图1.117

正面和侧面口内像显示 0.019 英寸 × 0.025 英寸不锈钢方丝的尖牙近中放置了牵引钩,从牵引钩到第二磨牙使用 0.009 英寸结扎丝被动结扎。

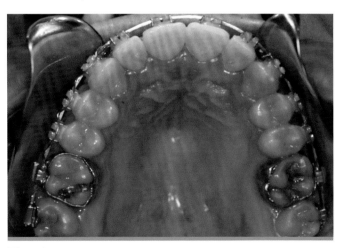

图1.118

图1.118, 图1.119

上下颌殆面像显示 0.019 英寸 × 0.025 英寸不锈钢方丝对牙齿有很好的旋转控制,牙弓形态也较好。

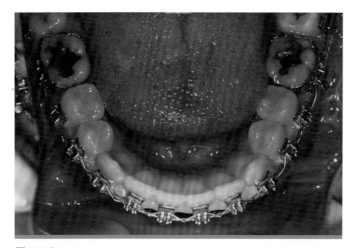

图1.113

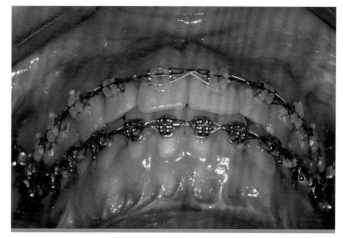

图1.114

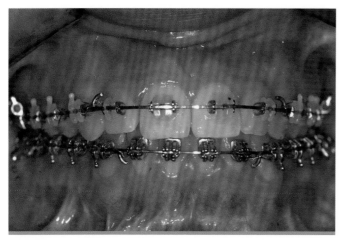

图1.116

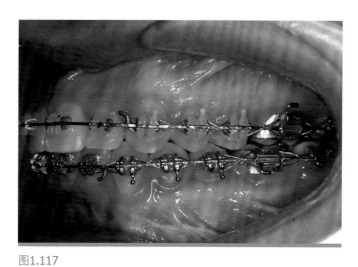

图1.117

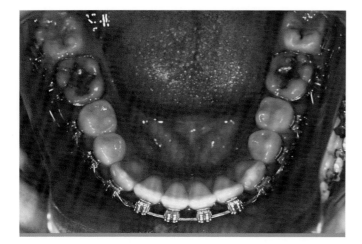

图1.119

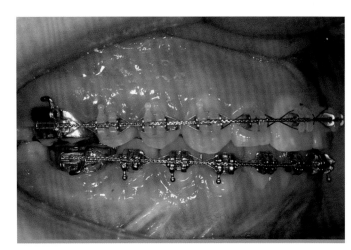

图1.120

图1.120~图1.122

0.019 英寸 × 0.025 英寸麻花方丝进行精细调整阶段，第二磨牙颊面管已去除。

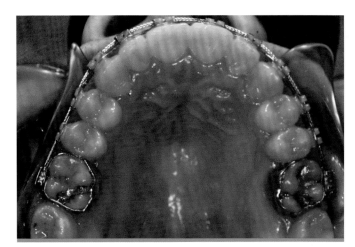

图1.123

图1.123~图1.125

上下颌𬌗面像显示良好的牙弓形态。图 1.125 显示建立切牙切导及尖牙引导。

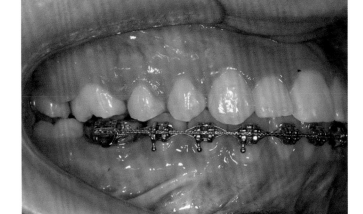

图1.126

图1.126~图1.128

拆除上颌矫治器后的正面和侧面口内像。下颌矫治器仍在位。

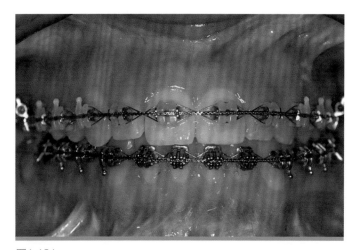

图1.121

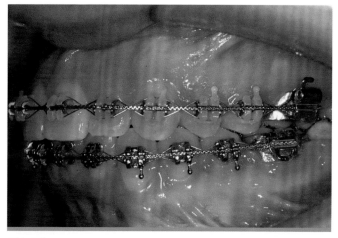

图1.122

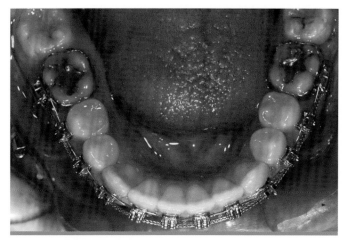

图1.124

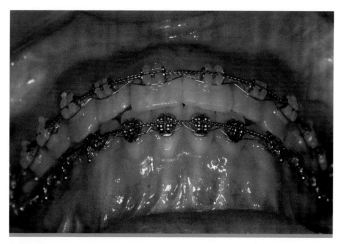

图1.125

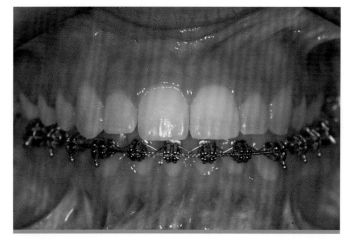

图1.127

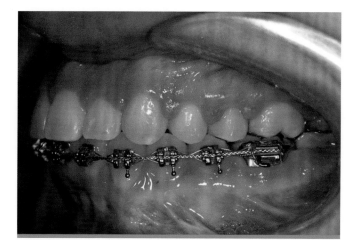

图1.128

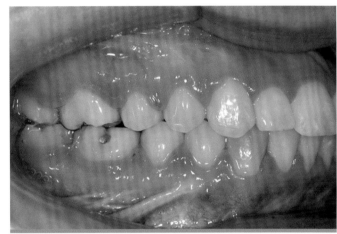

图1.129

图1.129，图1.130
拆除上颌矫治器后的上下𬌗面像。

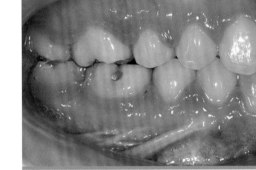

图1.131

图1.131~图1.133
治疗的最后，拆除下颌矫治器。磨牙、前磨牙及尖牙关系良好，中线纠正。

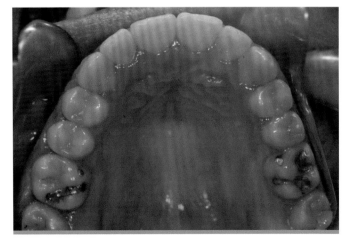

图1.134

图1.134~图1.136
上下颌𬌗面像显示良好的牙弓形态及邻牙接触。图 1.136 显示建立切牙切导及尖牙引导。

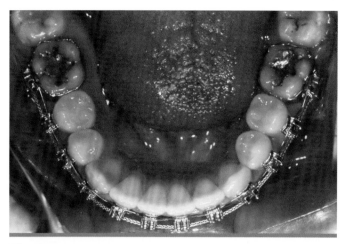

图1.130

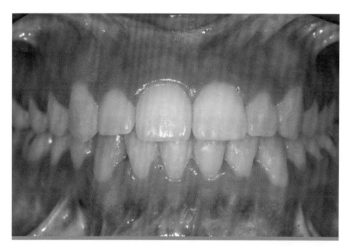

图1.132

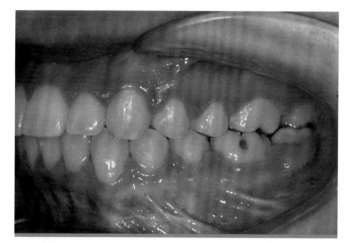

图1.133

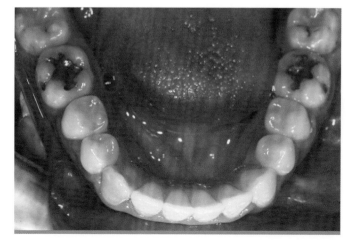

图1.135

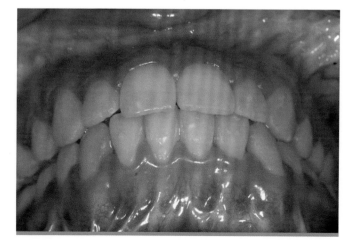

图1.136

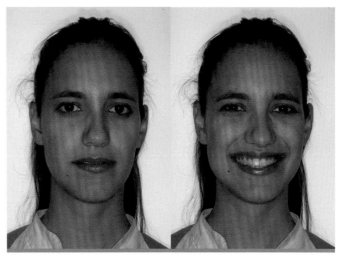

图1.137　图1.138

**图1.137, 图1.138**
治疗后的口外像显示良好的面型和唇部闭合。图 1.138 显示微笑线很好。

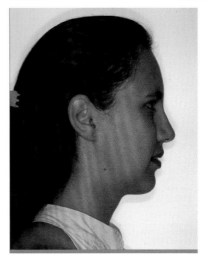

图1.139

**图1.139**
侧面像显示面部协调性好（包括颏顶点、下唇、上唇、鼻唇角和鼻子）。

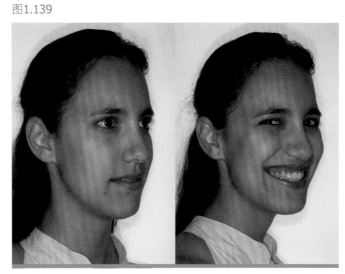

图1.140　图1.141

**图1.140, 图1.141**
45° 侧面像显示面部协调性好。微笑线令人满意。

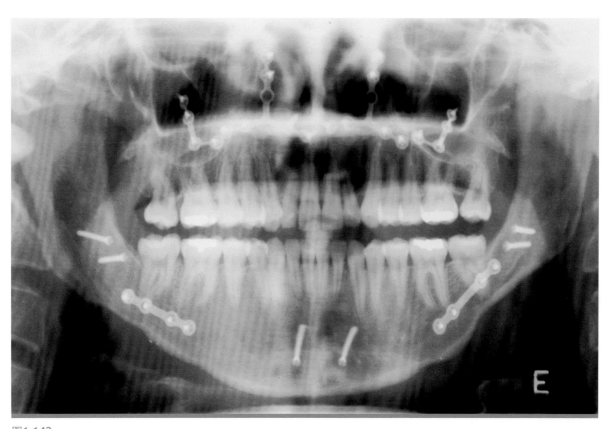

图1.142

**图1.142**
治疗结束时的全景片显示牙根平行度及上下颌骨切开的位置。

**图1.143~图1.146**

侧位片、描迹图分析与前后重叠描迹图分析。垂直高度测量以及上下颌不调的头影测量数据显著减小。正畸－正颌联合矫治按照治疗前的计划顺利完成。

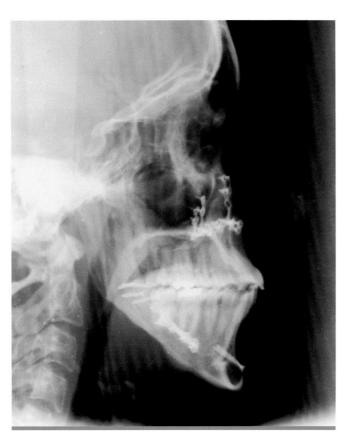

图1.143

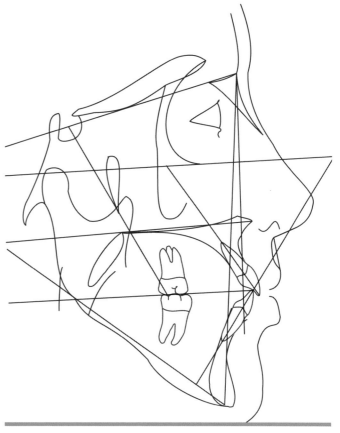

图1.144

| | |
|---|---|
| SNA∠ | 75° |
| SNB∠ | 71° |
| ANB∠ | 4° |
| A-N⊥FH | -1mm |
| Po-N⊥FH | -8mm |
| Wits | 8mm |
| GoGn SN∠ | 51° |
| FH Md∠ | 38° |
| Mx Md∠ | 40° |
| U1 to A-Po | 8mm |
| L1 to A-Po | 6mm |
| U1 to Mx plane∠ | 121° |
| L1 to Md plane∠ | 87° |
| **Facial analysis** | |
| Nasolabial∠ | 100° |
| NA⊥nose∠ | 30mm |
| Lip thickness | 9mm |

图1.145

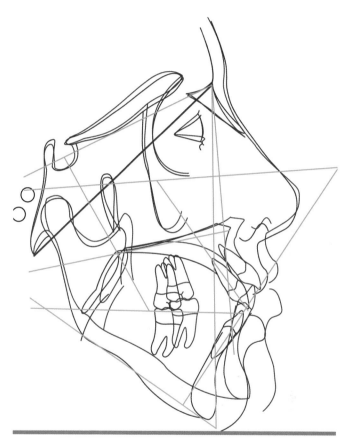

图1.146

# 第一章 临床病例 2

**姓名：AKLL**
**性别：女**
**年龄：30岁3个月**
**面型：短面型**
**骨型：Ⅲ类**

## 诊断

安氏Ⅰ类错𬌗，Ⅲ类骨面型，上下颌牙齿 Bolton 比不调，上下尖牙扭转，下切牙内倾。

## 治疗计划

治疗分为三个阶段：

- **第一阶段**：矫正上颌牙列的拥挤和扭转，形成一定的覆盖，以利于下颌矫治器的粘接。

- **第二阶段**：下颌牙列邻面去釉，为排齐整平创造间隙，并代偿Ⅲ类骨型。

- **第三阶段**：邻面去釉，为前牙建立覆𬌗覆盖开拓间隙。

## 矫治器

- 上颌 Clarity™ SL 自锁托槽

- 下颌 SmartClip™ 自锁托槽

- 上颌哈雷保持器和固定舌侧保持器

- 下颌 3–3 固定舌侧保持器

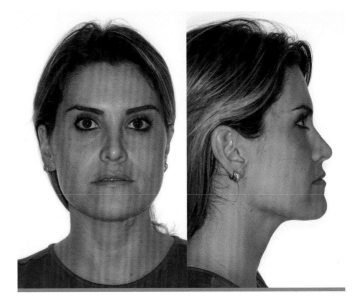

图1.147      图1.148

图1.147, 图1.148
治疗前口外面像显示面部不对称，唇部可自然闭合，Ⅲ类面型。

## 病例报告

患者为上下颌牙列拥挤，下切牙内倾以代偿Ⅲ类骨面型。治疗包括上颌粘结 Clarity™ SL 自锁托槽，第一磨牙粘结颊面管以利于矫正覆𬌗的同时辅助排齐和整平。整平上颌牙弓后，下颌粘结 SmartClip™ 自锁托槽和第一磨牙颊面管。下颌牙进行邻面去釉，尖牙到磨牙之间连续结扎以防止切牙唇倾。上颌牙列排齐首先使用 0.014 英寸超弹镍钛圆丝，接着为 0.016 英寸超弹镍钛圆丝。排齐阶段最后使用的是 0.016 英寸和 0.014 英寸超弹镍钛双丝。整平阶段，则以 0.017 英寸 × 0.025 英寸超弹镍钛方丝开始，到 0.019 英寸 × 0.025 英寸超弹镍钛方丝结束。在下颌整平阶段，首先使用 0.017 英寸 × 0.025 英寸镍钛方丝，接着为 0.019 英寸 × 0.025 英寸镍钛方丝。随后，用尖牙近中焊有牵引钩的 0.017 英寸 × 0.025 英寸不锈钢方丝关闭剩余间隙。使用 0.019 英寸 × 0.025 英寸镍钛方丝和螺簧创造上前牙邻间隙，为上前牙重新塑形做准备。在治疗结束之前先对上切牙进行暂时性的修复，以保持间隙。精细调整阶段使用麻花方丝配合夜间佩戴颌间牵引 (3/16, 4 盎司 )。上颌戴用哈雷保持器，下颌粘结 3–3 固定舌侧保持器。治疗结束时，面部美观的改善令人满意，达到功能𬌗的目标，并获得了稳定的治疗结果。治疗结束后，患者还进行了牙齿漂白。

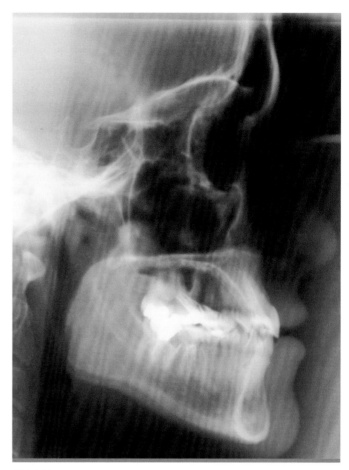

图1.149~图1.151

侧位片、描迹图及分析显示Ⅲ类骨面型，下切牙自然地呈现代偿性内倾。

图1.149

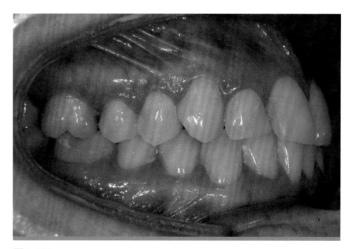

图1.152~图1.154

治疗前口内像，显示磨牙Ⅰ类关系，覆𬌗较浅，尖牙扭转，下颌前牙内倾。

图1.152

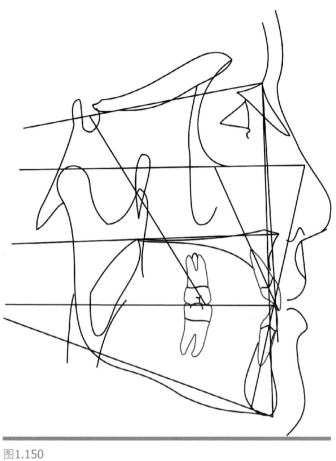

图1.150

| | |
|---|---|
| SNA∠ | 84° |
| SNB∠ | 82.5° |
| ANB∠ | 1.5° |
| A-N⊥FH | 3.5mm |
| Po-N⊥FH | 5mm |
| Wits | 0mm |
| GoGn SN∠ | 27° |
| FH Md∠ | 18° |
| Mx Md∠ | 19° |
| U1 to A-Po | 2mm |
| L1 to A-Po | 0mm |
| U1 to Mx plane∠ | 115° |
| L1 to Md plane∠ | 86° |
| | |
| **Facial analysis** | |
| Nasolabial∠ | 104° |
| NA⊥nose∠ | 26mm |
| Lip thickness | 11mm |

图1.151

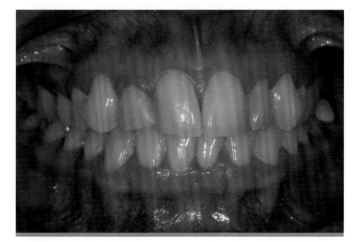

图1.153

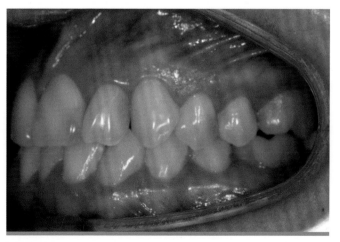

图1.154

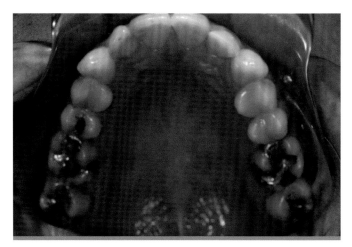

图1.155

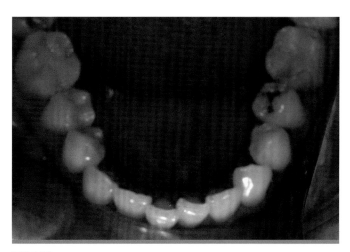

图1.156

图1.155, 图1.156
治疗前上下颌牙弓的殆面像，显示前牙拥挤，尖牙扭转。

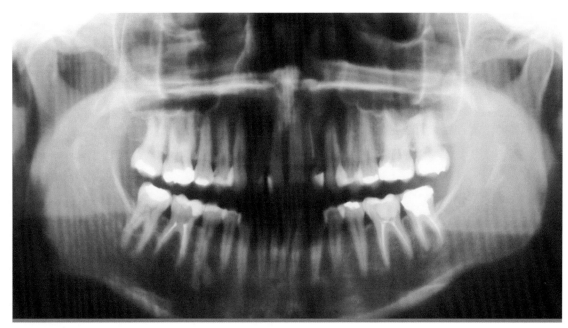

图1.157

**图1.157**
全景片显示为恒牙列。

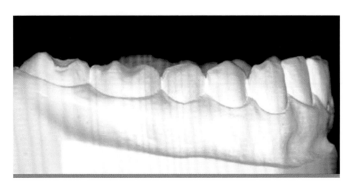

图1.158

图1.159

**图1.158, 图1.159**
研究模型显示 Spee 曲线平坦。

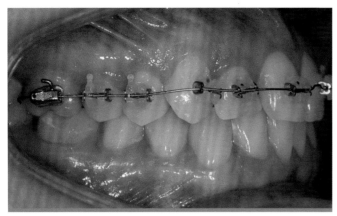
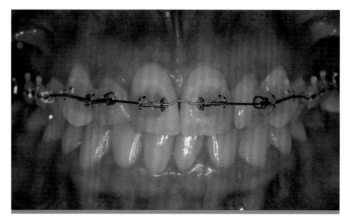

图1.160

图1.161

图 1.160~ 图 1.162 开始排齐阶段，下颌粘结 Clarity™ SL 自锁托槽，使用 0.014 英寸超弹镍钛圆丝。

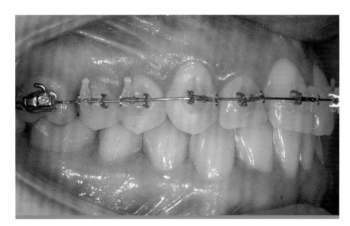
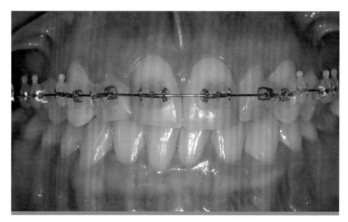

图1.164

图1.165

图 1.164~ 图 1.166 正面和侧面口内像显示在排齐阶段，上颌使用 0.016 英寸超弹镍钛圆丝。

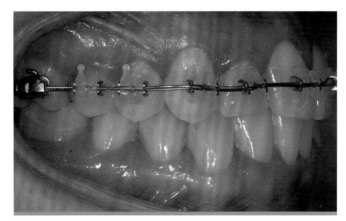
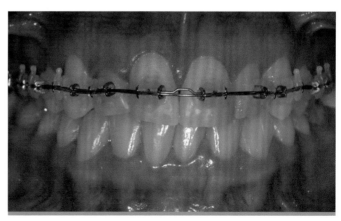

图1.168

图1.169

图 1.168~ 图 1.170 正面和侧面口内像显示在排齐阶段结束时，使用 0.016 英寸和 0.014 英寸超弹镍钛圆丝。

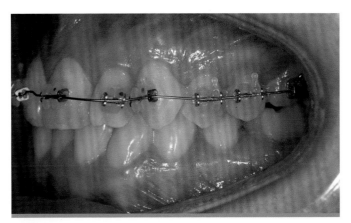

图1.162

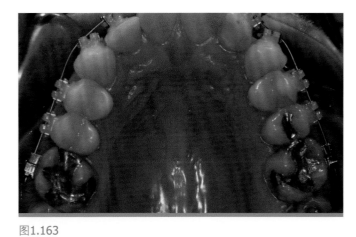

图1.163

图 1.163 殆面像显示初期排齐阶段的上颌牙弓。

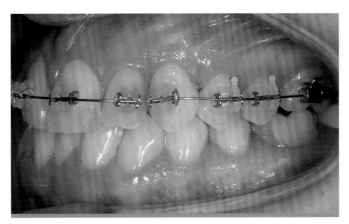

图1.166

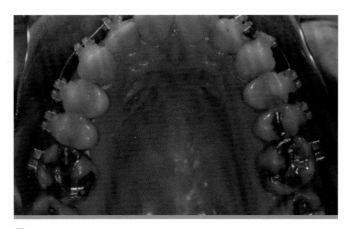

图1.167

图 1.167 殆面像显示上颌牙弓使用 0.016 英寸超弹镍钛圆丝。

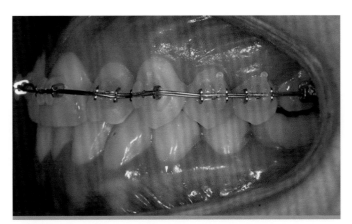

图1.170

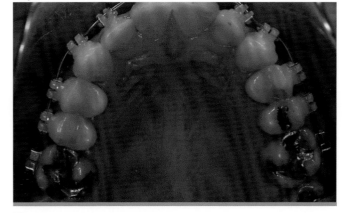

图1.171

图 1.171 殆面像显示在排齐阶段结束时，使用 0.016 英寸和 0.014 英寸超弹镍钛双丝。

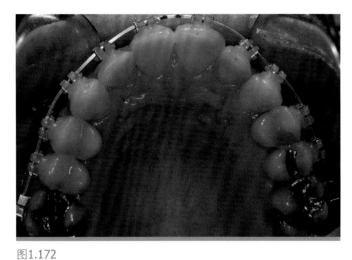

图1.172

图1.172
殆面像显示上颌使用 0.017 英寸 × 0.025 英寸超弹镍钛方丝。

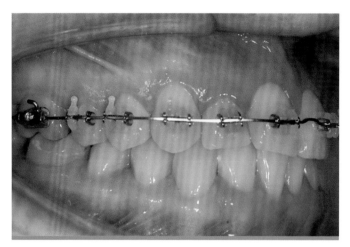

图1.173

图1.176~图1.178
正面和侧面口内像显示上颌使用 0.017 英寸 × 0.025 英寸镍钛方丝。下颌已粘结 SmartClip™ 托槽，初始使用 0.014 英寸超弹镍钛圆丝。

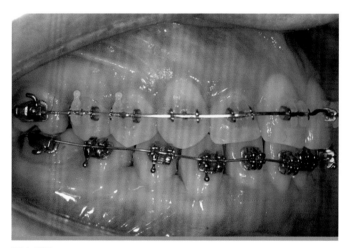

图1.176

图1.179，图1.180
上颌殆面像显示整平阶段，使用 0.017 英寸 × 0.025 英寸镍钛方丝。下颌殆面像显示邻面去釉后，使用 0.014 英寸超弹镍钛圆丝，尖牙向后长扎。

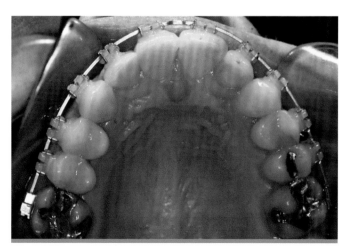

图1.179

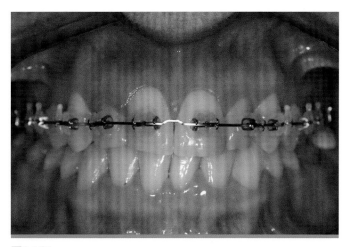

图1.174

图1.175

图1.173~图1.175

正面和侧面口内像显示开始整平阶段，上颌使用 0.017 英寸 × 0.025 英寸镍钛方丝。

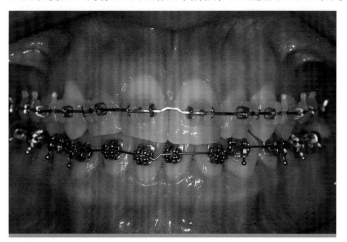

图1.177

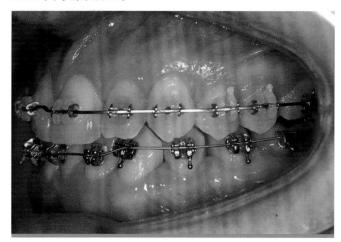

图1.178

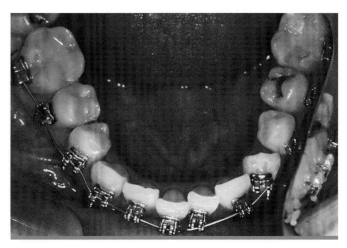

图1.180

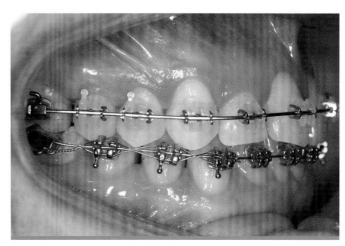

图1.181~图1.183

正面和侧面口内像显示上颌使用 0.019 英寸 × 0.025 英寸镍钛方丝，下颌使用 0.016 英寸超弹镍钛圆丝，下颌尖牙向后长扎。

图1.181

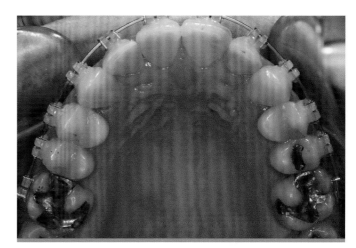

图1.184, 图1.185

殆面像显示上颌使用 0.019 英寸 × 0.025 英寸镍钛方丝，下颌在排齐阶段使用 0.016 英寸超弹镍钛圆丝。

图1.184

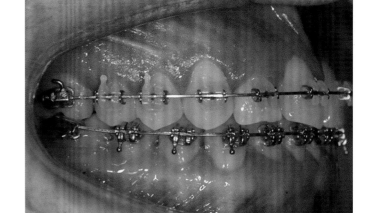

图1.186~图1.188

上颌使用 0.019 英寸 × 0.025 英寸镍钛方丝，下颌使用 0.017 英寸 × 0.025 英寸超弹镍钛方丝。

图1.186

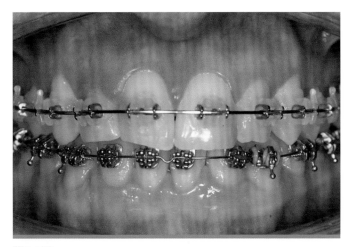

图1.182

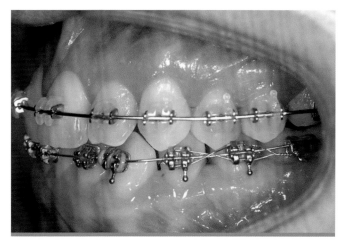

图1.183

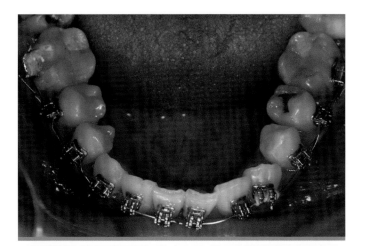

图1.185

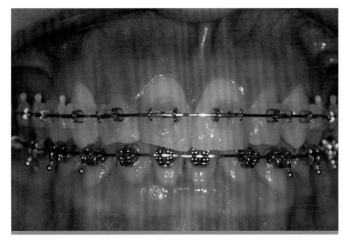

图1.187

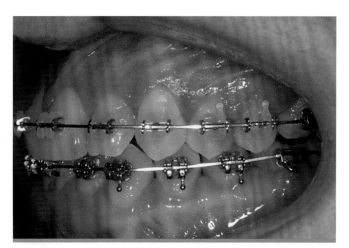

图1.188

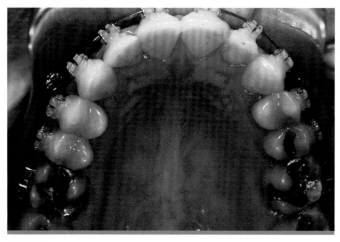

图1.189

**图1.189, 图1.190**

𬌗面像显示上颌使用 0.019 英寸 × 0.025 英寸镍钛方丝；
下颌使用 0.017 英寸 × 0.025 英寸超弹镍钛方丝，能够较
好地进行旋转控制并保持良好的牙弓形态。

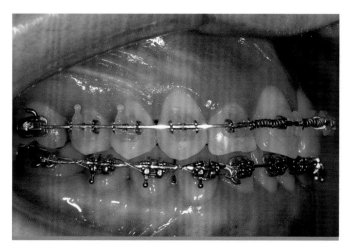

图1.191

**图1.191~图1.193**

正面和侧面口内像显示上颌使用 0.019 英寸 × 0.025 英寸
镍钛方丝，使用螺旋推簧为上前牙开拓间隙。在下颌，使
用尖牙近中焊有牵引钩的 0.017 英寸 × 0.025 英寸不锈钢
方丝关闭剩余间隙。

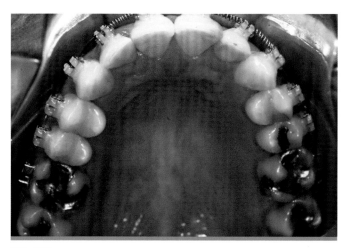

图1.194

**图1.194, 图1.195**

𬌗面像显示上颌使用 0.019 英寸 × 0.025 英寸镍钛方丝和
螺旋推簧；下颌使用 0.017 英寸 × 0.025 英寸不锈钢方丝
关闭剩余间隙。

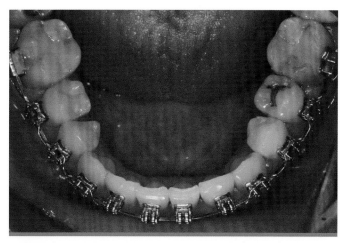

图1.190

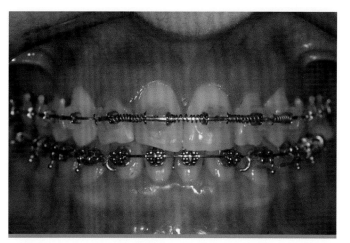

图1.192

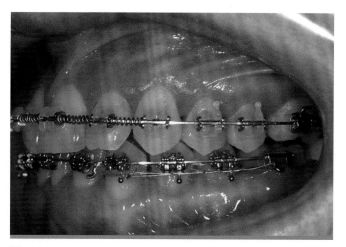

图1.193

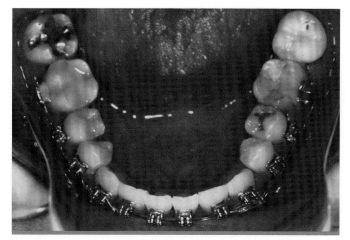

图1.195

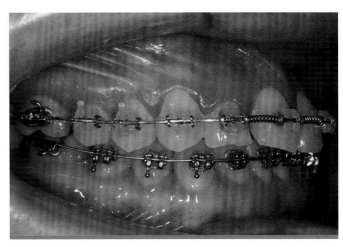

图1.196

**图1.196~图1.198**

正面和侧面口内像显示上颌牙弓使用 0.019 英寸 × 0.025
英寸镍钛方丝，上前牙之间留有间隙以利于切牙塑形。下
颌同时使用 0.014 英寸和 0.016 英寸镍钛圆丝再次整平。

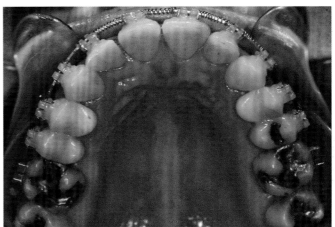

图1.199

**图1.199~图1.201**

殆面像显示良好的邻牙接触及牙弓形态。由于右下第一前
磨牙托槽重新定位粘结，使用 0.014 英寸和 0.016 英寸镍
钛圆丝再次整平下颌牙弓。图 1.201 显示较好的前牙覆盖
及切牙切导，为前牙塑形做好准备。

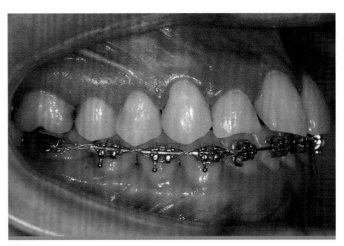

图1.202

**图1.202~图1.204**

拆除上颌矫治器后的正面和侧面口内像，显示为前牙树脂
塑形而预留的间隙。下颌使用 0.019 英寸 × 0.025 英寸弓
丝，将在拆除上颌矫治器 1 个月后去除。

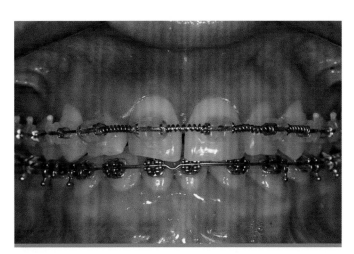

图1.197

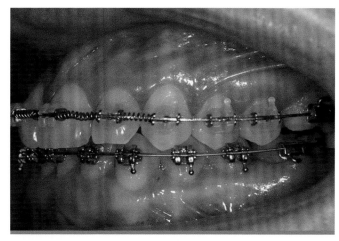

图1.198

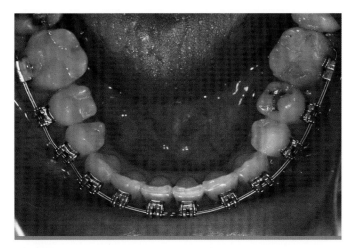

图1.200

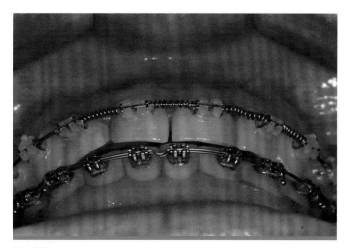

图1.201

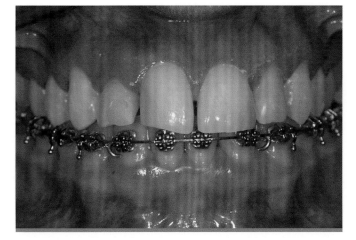

图1.203

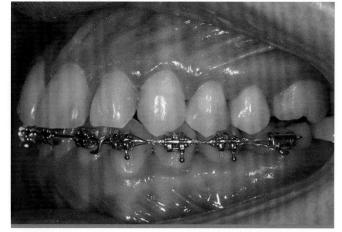

图1.204

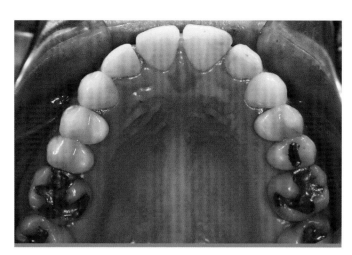

图1.205

**图1.205~图1.207**

船面像及侧面口内像显示为前牙树脂塑形余留的中切牙及侧切牙间隙。

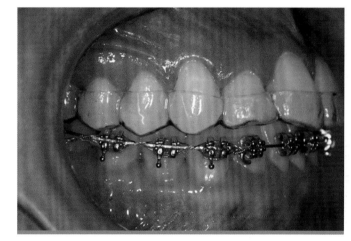

图1.208

**图1.208~图1.210**

拆除上颌矫治器后，使用 1mm 厚度的透明保持器保持间隙，直至完成前牙塑形。

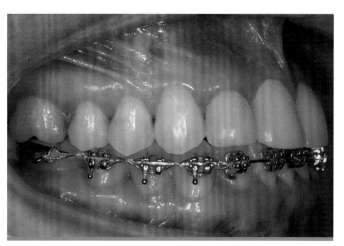

图1.211

**图1.211~图1.213**

正面和侧面口内像显示上颌前牙重新树脂塑形，达到了患者期望的面部美观的改善。

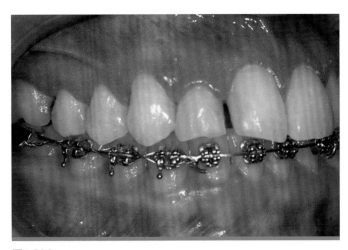

图1.206

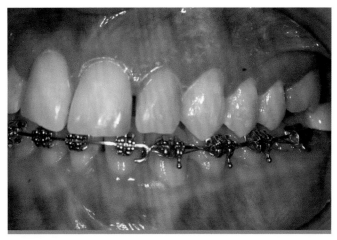

图1.207

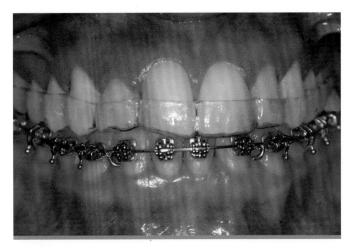

图1.209

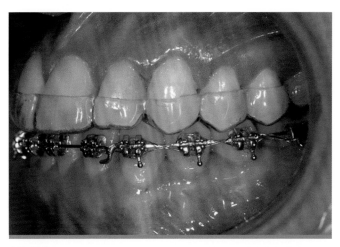

图1.210

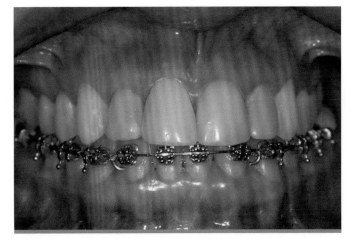

图1.212

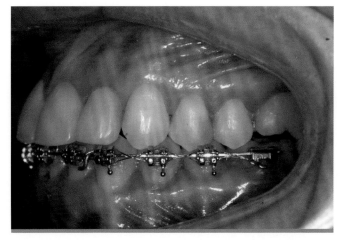

图1.213

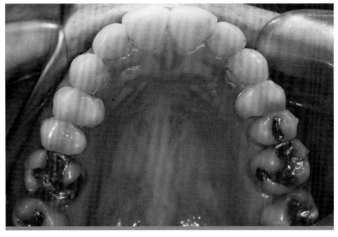

图1.214

**图1.214, 图1.215**

殆面像显示拆除上颌矫治器且前牙已塑形，双侧尖牙与第一前磨牙之间粘结固定舌侧保持丝，防止尖牙扭转。

图1.216

**图1.216~图1.218**

正面和侧面口内像显示拆除下颌矫治器后，后牙咬合很好，尖牙Ⅰ类关系，前牙覆殆覆盖理想。因为前牙牙冠宽度不调，导致中线偏移，但是并不影响面部美观。

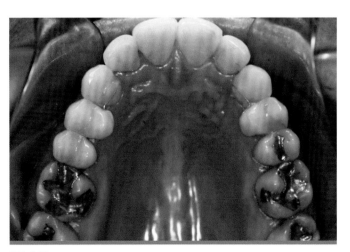

图1.219

**图1.219, 图1.220**

殆面像显示拆除下颌矫治器后，上下颌良好的牙弓形态，排列整齐，接触点建立良好。在上颌前磨牙和尖牙之间放置舌侧固定保持丝。

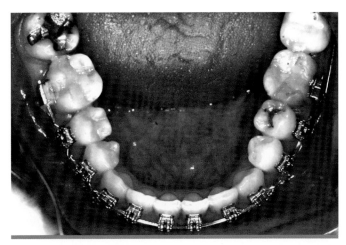

图1.215

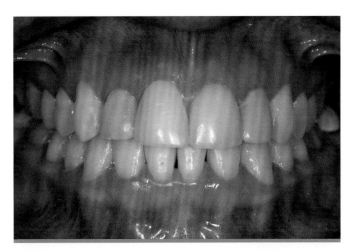

图1.217

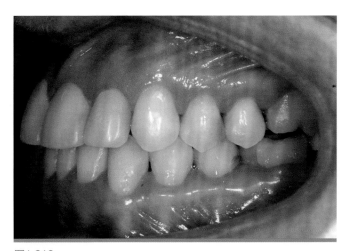

图1.218

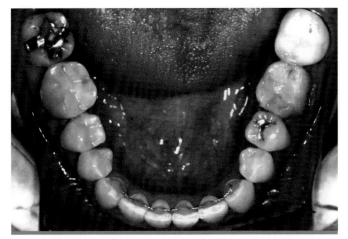

图1.220

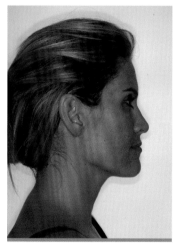

**图1.221, 图1.222**
口外正面像显示较为美观的颜面部，唇部闭合可，笑线令人满意。

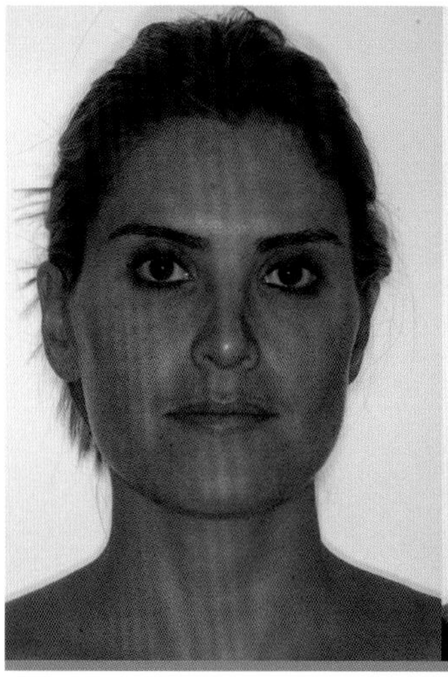

图1.221 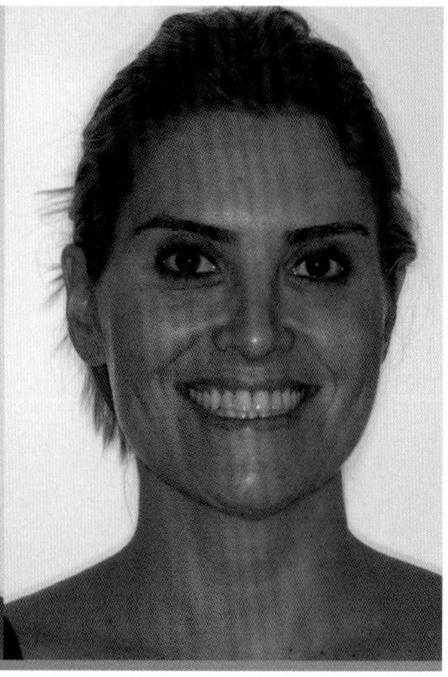　　　　　　　图1.222

图1.223

**图1.223**
侧貌显示颏顶点、上下唇、鼻唇角、鼻尖关系协调。

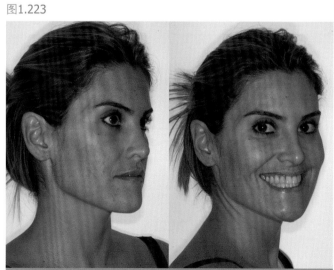

**图1.224, 图1.225**
45° 侧面像显示面部协调，笑线令人满意。

图1.224　　　　　　　图1.225

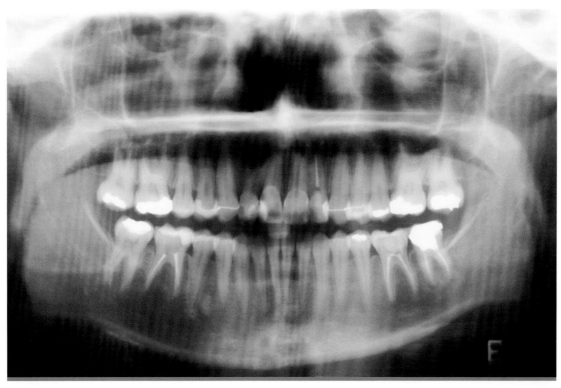

图1.226

图1.226
治疗结束时的全景片显示牙根平行度较好，但是左上侧切牙的牙根呈近中弯曲。

图1.227~图1.230

治疗结束时的侧位片、描迹图及分析，显示下切牙正常唇倾度，上切牙代偿性唇倾。因为患者初始为下颌中度拥挤的Ⅲ类骨面型，头影测量评估分析显示治疗结果还是令人满意的。图 1.230 显示 SN 线重合的前后侧位重叠描迹图，表明治疗对垂直高度的控制很好。

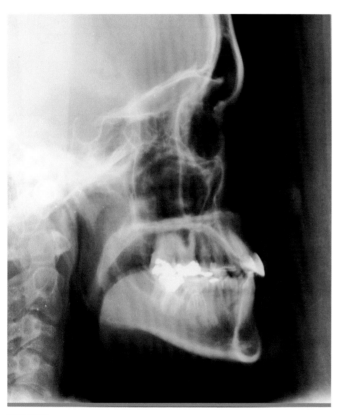

图1.227

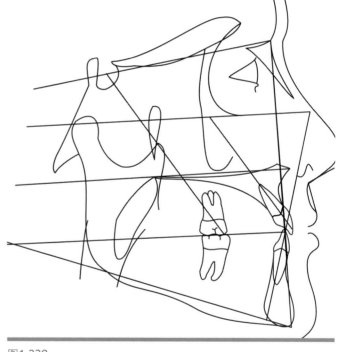

图1.228

| | |
|---|---|
| SNA∠ | 83° |
| SNB∠ | 83° |
| ANB∠ | 0° |
| A-N⊥FH | 2mm |
| Po-N⊥FH | 5mm |
| Wits | -1mm |
| GoGn SN∠ | 27° |
| FH Md∠ | 19° |
| Mx Md∠ | 20° |
| U1 to A-Po | 3mm |
| L1 to A-Po | -1mm |
| U1 to Mx plane∠ | 124° |
| L1 to Md plane∠ | 86° |
| **Facial analysis** | |
| Nasolabial∠ | 103° |
| NA⊥nose∠ | 26mm |
| Lip thickness | 11mm |

图1.229

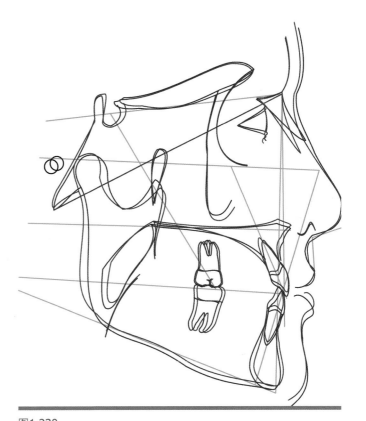

图1.230

# CHAPTER 2

第二章
微型种植体在正畸中的应用及其生物力学机制

# 简 介

在过去的几十年，正畸技术从 Andrews 直丝弓矫治器[1] 到 MBT™ 通用直丝弓矫治器，在倾斜、转矩、旋转角度和托槽设计等方面都发生了很大变化。这一进步是基于对该技术的研究而得来，即在正畸治疗的所有阶段，内置数据的直丝弓托槽都能提供很好的转矩、倾斜、旋转角度和支抗控制，从而使矫治变得容易。

支抗一直是正畸治疗的一个重要内容，因为它有可能会让患者感觉不适、面部不美观而且依赖患者的配合。最好的治疗效果是与患者很好的配合密不可分。

口外正畸支抗系统包括口外弓和前牵面具。口内装置包括安氏 II 类和 III 类弹性牵引，唇挡和各种安氏 II 类矫治器。最常用的不依赖患者配合性的口内固定支抗有横腭杆、舌弓、Nance 托、Distal Jet 矫治器以及推磨牙远移的钟摆式矫治器。口内的支抗装置可能会使患者感觉不适，妨碍良好的口腔卫生清洁和滑动机制的实施。使用口内支抗装置时，临床医生通常无法获得高效或者理想的治疗效果。

微型种植体为当代正畸治疗提供了非常好的支抗。它有很多的优点，包括：体积小，易于植入和取出，能增强垂直向控制；而且可在上、下颌进行局部正畸治疗（详见下文）。此外，微型种植体对患者来说比较舒适而且不需要患者的配合。

微型种植体支抗能够帮助实现想要得到的正畸治疗效果[2]，在各种情况下，一般都能实施最佳的轻力滑动机制，并产生良好的生物学反应。举例来说：安氏 II 类和 III 类推磨牙远移的治疗；拔牙及不拔牙病例前牙的内收；高角患者后牙垂直向的控制；深覆𬌗病例前牙的垂直向控制等。

微型种植体的另一重要应用，是作为临时的骨骼支抗，进行局部正畸治疗，尤其是成人病例。微型种植体能够移动某一特定区段内的牙齿，而不对其余区段的牙齿产生反作用力。因此不再需要采用对侧或对颌牙齿作为支抗。

## SmartClip™ 自锁矫治器与微型种植体在正畸临床中的结合应用

在牙齿移动的过程中，使用微型种植体结合 SmartClip™ 自锁矫治器[3] 可以实施最佳的滑动机制。与传统矫治器相比，SmartClip™ 自锁矫治器系统降低了摩擦力，使用轻力矫治，因此在排齐、整平和关闭间隙阶段所需要的支抗更小。

经典的传统矫治器系统，使用弹力结扎圈或者金属结扎丝将弓丝固定在槽沟内，因此产生摩擦力。如果没有这些摩擦力，所需的矫治力量将会减小，也就减少了不希望的牙齿移动（图 2.1~ 图 2.3）。

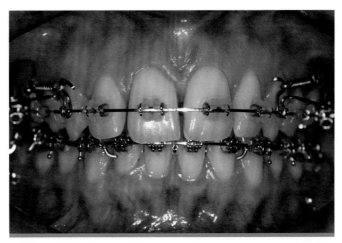

图2.1

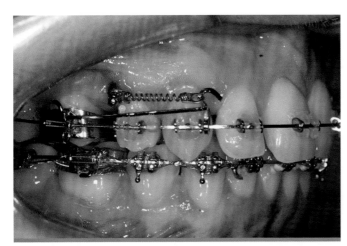

图2.2

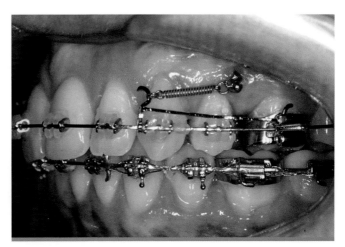

图2.3

图 2.1~ 图 2.3 上牙弓使用 Clarity™ SL 自锁矫治器，下牙弓使用 SmartClip™ 自锁矫治器。在这一安氏 II 类病例中微型种植体用于远移上颌磨牙。

另一种摩擦力是基于生物力学作用而产生的，不管使用何种矫治器都会产生。这种摩擦力叫做约束力，产生于弓丝和托槽槽沟之间。牙齿倾斜和扭转没有完全纠正时即会产生。然而，约束力通常取决于实施滑动机制时所使用的力的方向和大小。自锁矫治器所使用的是轻力，因此，在治疗时所产生的约束力也相应减小了。

SmartClip™ 自锁矫治器与微型种植体结合应用时需要考虑到的一个重点是：微型种植体的植入位置，以及排齐整平和关闭间隙所需力的方向。临床医生还需确定垂直向量，微型种植体在上颌骨和下颌骨的位置能改变垂直分力的方向，有利于矫治深覆𬌗或开𬌗。

## 微型种植体：种类、形状、尺寸

正畸微型种植体分为几种类型 [4]。Unitek™ 临时支抗装置（TAD）系统是一类自攻型系统，不需要预先在皮质骨板或牙槽骨上钻孔。Unitek™ TAD 的特征是 4mm 长的锥形体部，作为自攻型系统，更容易植入，不需要使用重力。

Unitek™ TAD 系统同时是一种简单的微型种植体系统，有三种尺寸的微型种植体——6mm、8mm 和 10mm——都具有相同的形状，主体上部直径皆为 1.6mm。因此，只须选定尺寸，微型种植体即可用于需要支抗的不同情况，可用于上颌骨和下颌骨的各种错𬌗畸形的矫治。

Unitek™ TAD 系统（包括所有三种尺寸）的其他一些具体特征为：

- 带有两个穿通孔的球形头部长 2.4mm（包括颈槽）；

- 螺丝刀方柄 (1.5 mm)，方便微型种植体的定位和植入；

- 1 mm 长的穿黏膜袖口部分；

- 6 mm 的微型种植体螺纹主体长 2mm，8mm 的微型种植体螺纹主体长 4mm，10 mm 的微型种植体螺纹主体长 6mm；

- 螺纹锥形体部长 4mm（图 2.4)。

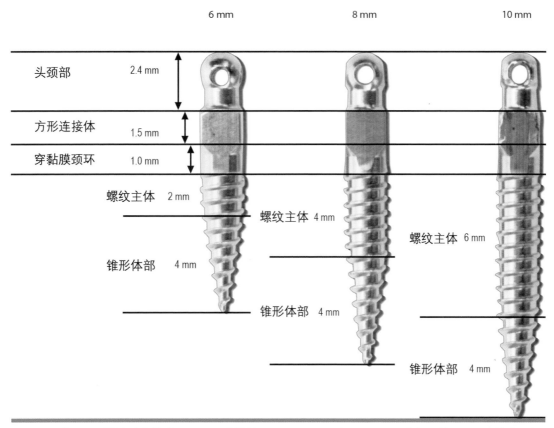

图 2.4 三种 Unitek™ 临时支抗装置 (TAD) 种植体：6 mm，8 mm 和 10 mm，具有相同的 2.4 mm 的头颈部，1.5 mm 长的方形连接体，1 mm 长的穿黏膜颈环，直径 1.8 mm 的主体上部和 4 mm 长的锥形体部。

## 微型种植体植入的手术操作

手术操作[5]有三个重要步骤需要仔细设计。无论在上颌骨还是下颌骨，微型种植体的稳定性都取决于微型种植体是否位于合理的位置，也取决于临床医生是否仔细地按照操作步骤进行植入，具体如下：

1. 需要准备患者的根尖片以观测牙根位置以及牙根间植入微型种植体的可用空间（图 2.5）。

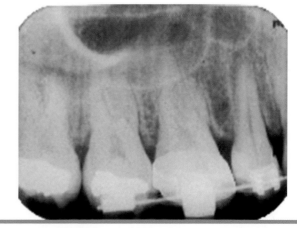

图 2.5 根尖片显示微型种植体植入的理想位置位于上颌第一磨牙和第二前磨牙之间。

2. 在植入微型种植体前 1 小时，嘱患者服用扑热息通（对乙酰氨基酚）。

3. 让患者刷牙去除菌斑和食物残渣。刷牙后漱口，以去除口内残留的牙膏。

4. 患者刷牙后，检查口内是否足够清洁。如还残余较多菌斑或食物，请患者重新刷牙并充分漱口。

5. 患者应含漱 15 mL 0.12% 的葡萄糖酸氯己定 30 秒，以保证术前和术中的无菌环境。

6. 用碘酊对面部口周区域进行准备（图 2.6）。

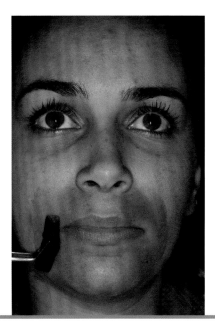

图 2.6 用碘酊进行术区消毒

7. 盖上无菌巾隔离术区，防止污染（图 2.7）。

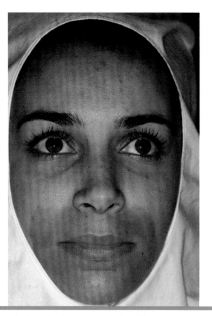

图 2.7 盖上无菌巾隔离术区，以防止污染

8. 进行表面麻醉（利多卡因 25 mg）。

9. 进行浸润麻醉 (3% 丙胺卡因 )。浸润麻醉使用的量大约一支丙胺卡因的 1/16，只需要麻醉微型种植体植入部位的牙龈和骨膜（图 2.8）。这使得微型种植体的植入不会有任何疼痛或不适（如果患者感觉不舒服，提示有可能触及牙周膜或牙根表面）。这时临床医生应改变微型种植体植入的角度，以免损伤牙根。

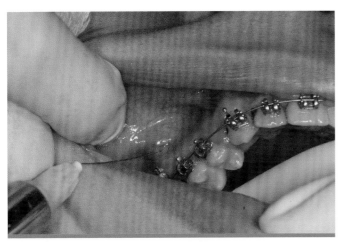

图 2.8 进行局部浸润麻醉，只需麻醉微型种植体植入部位周围的牙龈和骨膜。

**10.** 根据上下颌骨植入的部位，选择微型种植体的尺寸。

**11.** 在根尖片的指示下，使用有刻度的探针标记微型种植体的植入部位 ( 图 2.9)。

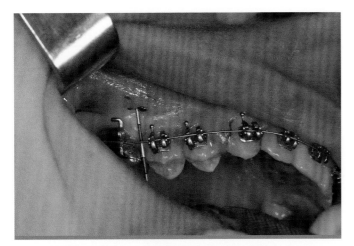

图 2.9 使用探针和根尖片精确定位微型种植体的植入点。

**12.** 用打孔器在附着龈上打一个孔。这是可选步骤 ( 图 2.10, 图 2.11)。

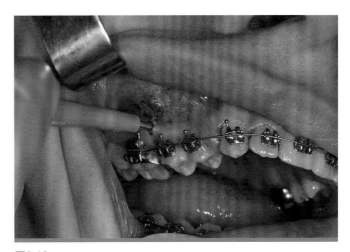

图2.10

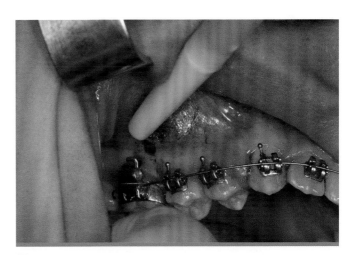

图2.11

图 2.10, 图 2.11 用牙龈打孔器在角化龈上打一个孔状切口。

**13.** 如果皮质骨板比较厚，可以用牙科球钻在骨头上磨一个适当的小凹口（图 2.12）。

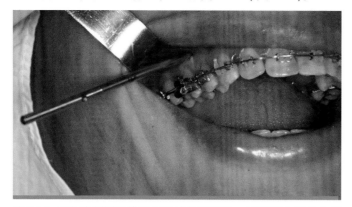

图 2.12 用自攻手柄直接进行皮质骨板穿孔，不需预先在角化龈上做切口。

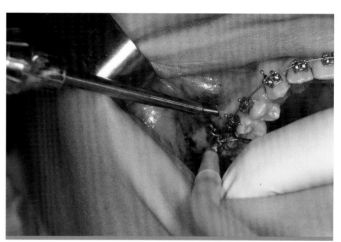

图2.14

**14.** 用手柄打开装有种植体的包装，持住微型种植体进行植入。微型种植体植入时最好使用手柄，仔细核查植入方向。术者手的位置保持稳定，旋转时不改变植入路径。在上颌骨，微型种植体应该垂直于牙槽骨植入或者与𬌗平面约呈 80°（图 2.13~ 图 2.15）。

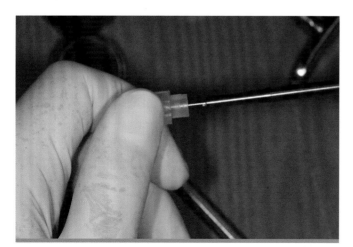

图2.13

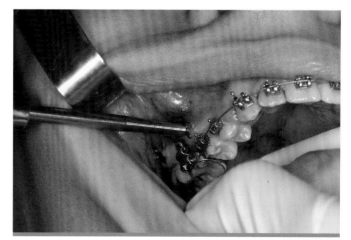

图2.15

图 2.13~ 图 2.15 使用自攻手柄植入微型种植体。植入操作需谨慎地将微型种植体植入于第一磨牙和第二前磨牙中间的位置。

15. 用探针检查微型种植体的稳定性，应稳固不松动（图 2.16）。

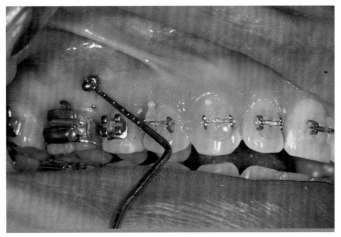

图 2.16 用探针检查微型种植体的稳定性。

16. 植入后拍根尖片，以确定微型种植体的位置（图 2.17）。

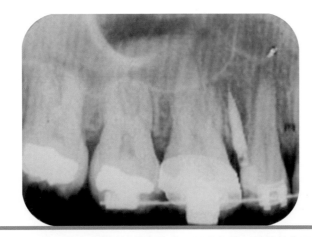

图 2.17 植入微型种植体后拍根尖片，以确定微型种植体位置是否正确。

17. 用螺簧或链圈即刻加载力，加载力不超过 150 g（图 2.18）。20 天后，可使用生物力学所需的最佳力。

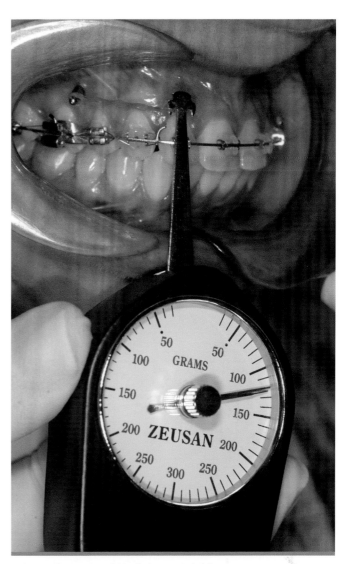

图 2.18 使用链圈即刻加载力，不应超过 150 g。

18. 向患者介绍关于种植区术后卫生的知识以防感染，因为感染可能会影响微型种植体的稳定性。在最初的 2 周内，患者应使用超软牙刷浸渍 0.12% 葡萄糖酸氯己定清洁微型种植体植入区域，每次 30 秒，每天 2 次。从第三周往后，维持颊侧卫生，用牙膏和软毛牙刷刷洗该区域，可使用 0.03% 三氯森灭菌凝胶，每次 30 秒，每天 3 次，持续整个治疗过程。

## 设计正畸矫治器的位置以利于微型种植体的植入

不管是何种错殆畸形，使用何种生物力，每一个正畸病例都需要矫治前设计，考虑矫治器的位置，尤其是当需要植入微型种植体作为支抗时[6]。设计矫治器放置的位置，使用正确的生物力，避免不需要的牙齿移动，从而缩短治疗时间。因此，临床医生放置矫治器时应考虑所使用的生物力，注意以下四点：

- 为远移磨牙，应使用带有龈方辅弓管的颊面管，以便插入用于远移磨牙的滑行杆（图 2.19~ 图 2.21)。

- 成人患者，第二磨牙完全萌出，亦需纳入矫治，精确粘接颊面管（图 2.19~ 图 2.21)。

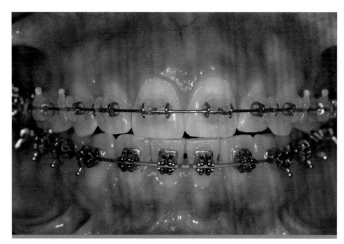

图2.19

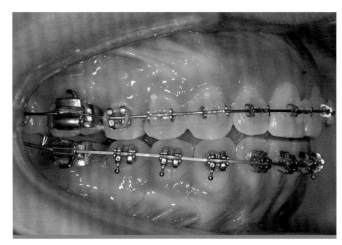

图2.20

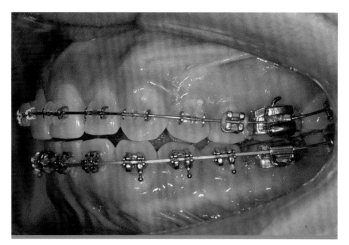

图2.21

图 2.19~ 图 2.21 需仔细设计矫治器装置，以利于微型种植体推磨牙远移。在这一病例中，第一磨牙放置带环，第二磨牙粘结颊面管。

● 如有需要，可先使用推簧开拓微型种植体植入所需要的间隙（图 2.22）或调整第二前磨牙上的托槽倾斜角度使牙根向近中倾斜，为临时支抗装置提供一个安全植入区（图 2.23，图 2.24）。第二磨牙颊面管放置时也需增加一些角度，使牙根远中移动（图 2.25)。

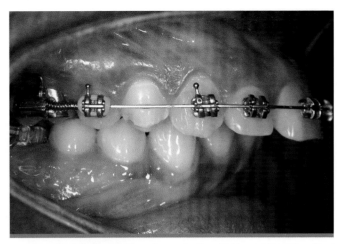

图 2.22 第二前磨牙与第一磨牙之间放置推簧，以扩展植入微型种植体所需要的间隙。

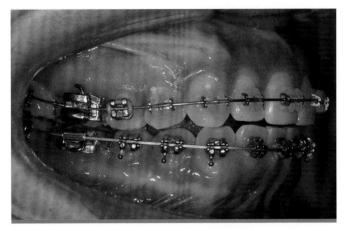

图2.23

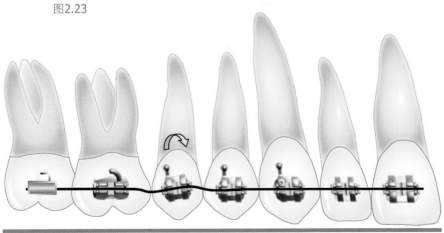

图2.24

图 2.23，图 2.24 第二前磨牙托槽倾斜放置，为植入微型种植体开拓空间。

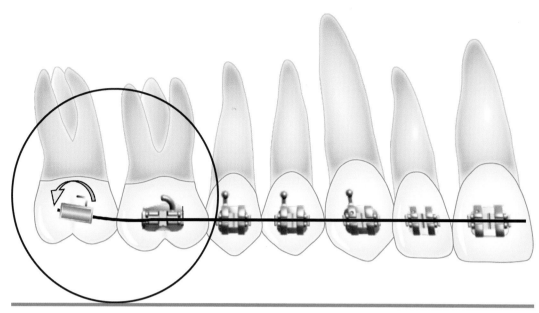

图 2.25 第二磨牙颊面管倾斜放置，以使牙根远中倾斜。

## 微型种植体在前磨牙拔除病例中的支抗作用

传统的治疗中，在最初排齐阶段，尖牙需要向后结扎；在关闭间隙阶段，需要预先在 0.019 英寸 × 0.025 英寸不锈钢方丝的尖牙近中的位置焊接牵引钩，进行剩余间隙的关闭（图 2.26~ 图 2.28）。拔牙病例在实施传统滑动机制时，其作用力接近托槽槽沟且平行于弓丝。为纠正开𬌗和深覆𬌗，需要在弓丝上弯制曲，有时需要使用支抗。在正畸治疗设计，尤其是需要准确地计算安氏 II 类病例所需支抗时，可使用可视化治疗目标（VTO）分析法[7]。VTO 能够通过模拟想要的前、后牙的牙齿移动，为临床医生提供更有效精确的治疗（图 2.29)。辅助头影测量能够预测最终切牙的位置以及前磨牙和磨牙的𬌗平面。

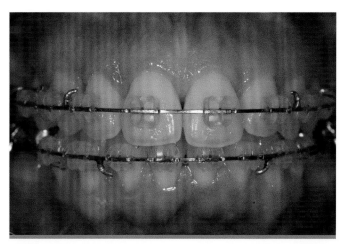

图2.26

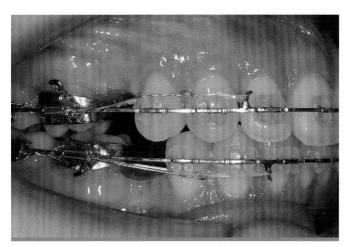

图2.27

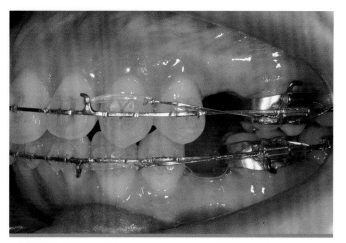

图2.28

图 2.26~ 图 2.28 使用传统滑动机制关闭间隙的过程，作用力接近托槽槽沟且平行于正畸弓丝。

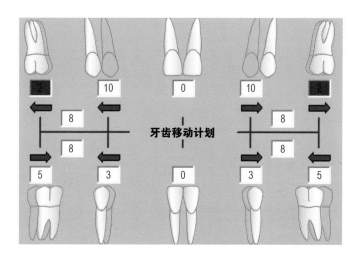

图 2.29 使用 VTO 进行正畸治疗计划的设计，有助于预测所需要的支抗及牙齿移动量。

临时骨骼支抗装置，例如微型种植体，为正畸医生提供了新的正畸生物力学方法。在前磨牙拔除病例中，微型种植体一般位于第一磨牙的近中，以提供直接关闭间隙的力。微型种植体的垂直位置取决于患者的垂直生长型。在严重的深覆𬌗病例中，微型种植体的位置应该在上颌磨牙阻抗中心之上，这样通过垂直分力可以压低上前牙 ( 图 2.30~ 图 2.32)。

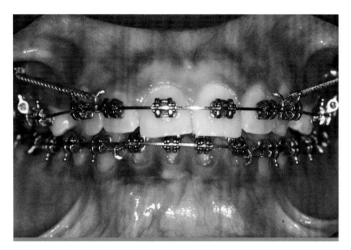

图2.30

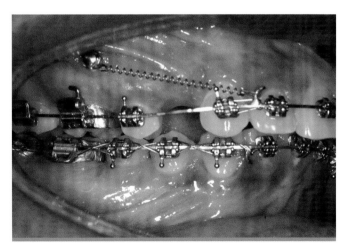

图2.31

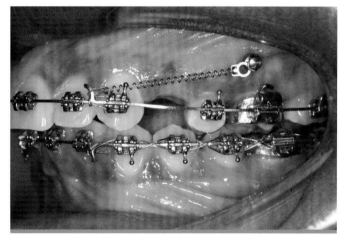

图2.32

图 2.30~ 图 2.32 在严重的深覆𬌗病例中，微型种植体的位置应植入于牙齿阻抗中心的上方，以利于深覆𬌗的纠正。

在中等深覆𬌗病例中，微型种植体的垂直位置应该在附着龈，接近牙齿的阻抗中心 ( 图 2.33~ 图 2.35)。

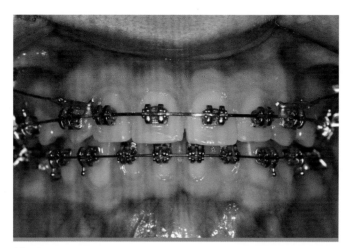

图2.33

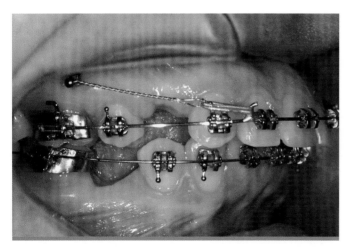

图2.34

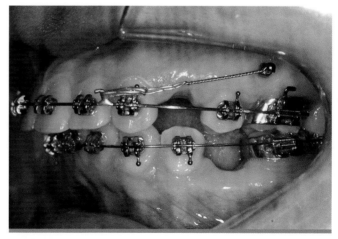

图2.35

图2.33~图2.35 在中度深覆𬌗病例中，微型种植体的垂直高度应位于角化龈，接近牙齿的阻抗中心。

选择理想的上颌骨微型种植体植入点[8]，对微型种植体的稳定性和生物力学的实施非常重要。在前磨牙拔除的病例中，微型种植体理想的垂直位置接近牙齿的阻抗中心，大约在正畸弓丝上方 8 mm 处。作用力点距离正畸弓丝之间有一段距离，由此产生的垂直向分力有助于矫正深覆𬌗（图 2.36）。

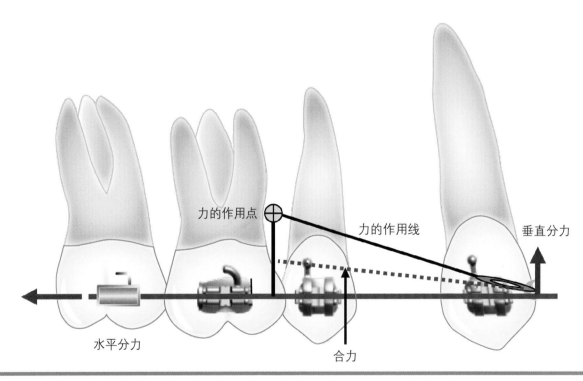

图 2.36 从预先焊接在弓丝上的牵引钩到微型种植体之间的作用力线，产生的垂直向分力有利于矫治深覆𬌗。

在覆殆正常或较浅的病例中，正畸治疗开始时进行单个尖牙的向后结扎，只需使用水平分力，不需要垂直分力，垂直分力对这类患者并无帮助 ( 图 2.37~ 图 2.39)。

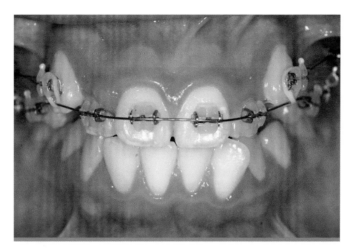

图2.37

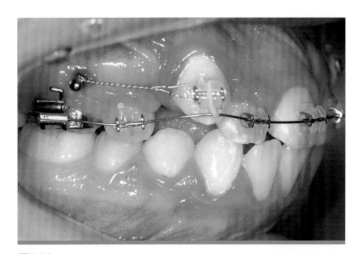

图2.38

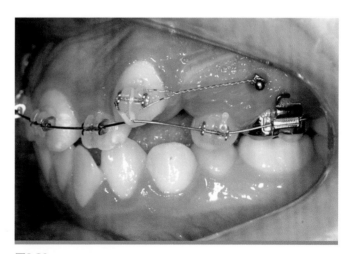

图2.39

图 2.37~ 图 2.39 在治疗的最初阶段，使用微型种植体作为绝对支抗，对尖牙向后结扎。作用力的方向应平行于正畸弓丝，以防产生垂直分力。

在矫正深覆𬌗后，应在尖牙近中焊接加长的牵引钩，以改变作用力的作用线。牵引钩焊接在 0.019 英寸 × 0.025 英寸不锈钢方丝上，与微型种植体同一高度。作用力的方向应平行于正畸弓丝（图 2.40～图 2.42）。当作用力方向与正畸弓丝平行时，牙齿的移动方向也平行于弓丝（图 2.43）。

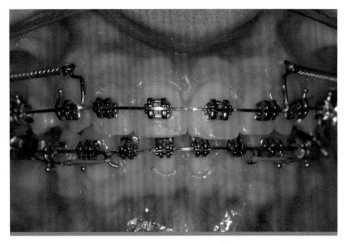

图2.40

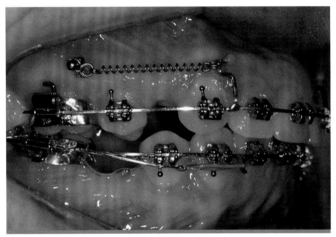

图2.41

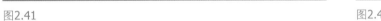

图2.42

图 2.40～图 2.42 间隙关闭阶段覆𬌗的控制。牵引钩预先焊接在弓丝上尖牙近中的位置，与微型种植体等高。作用力方向平行于弓丝。

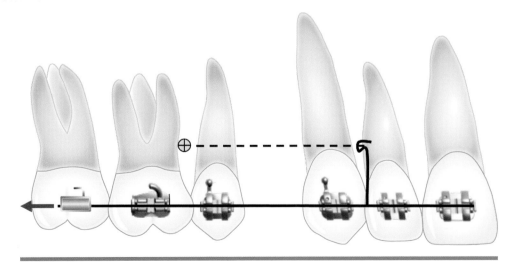

图 2.43 覆𬌗得到控制后，作用力方向应平行于弓丝，从而使牙齿移动沿着平行于弓丝的方向。

# 利用微型种植体推磨牙远移治疗安氏Ⅱ类病例

## 微型种植体推磨牙远移

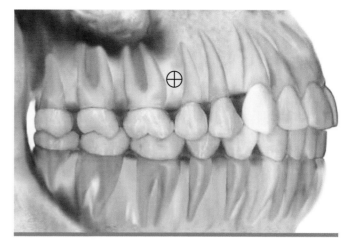

图2.44

在正畸治疗中，治疗安氏Ⅱ类错𬌗畸形一直是一项挑战，尤其是成人患者。安氏Ⅱ类错𬌗畸形是牙性–骨性畸形，可以是由上颌前突或下颌后缩造成的，亦或者是两者并存。

一般可通过头帽、功能矫治器、Ⅱ类牵引以及口内装置，例如摆式矫治器、Distal Jet 矫治器、带弹簧的 Nance 托等方法治疗安氏Ⅱ类错𬌗。这些矫治装置自始至终都需要患者的配合，而且会造成患者的不适。此外，它们难以保持清洁，生物力学的控制也并不容易。

单侧安氏Ⅱ类错𬌗畸形的治疗是正畸治疗的主要难点之一，特别是成人患者，因为现有的矫治装置都不能实现局部的生物力学。但是，有了微型种植体后，就可以联合使用支抗装置和正畸固定矫治器进行矫治。因此，远移磨牙时[9]，矫治力更精确。减少了传统的口内矫治装置数量，患者的舒适度和口腔卫生情况也大大改善。在需要远移磨牙的安氏Ⅱ类病例中，微型种植体植入的部位是位于𬌗龈方的，具体为第一磨牙近中的附着龈，与 Andrews 提出的 WALA 嵴一致[10]( 图 2.44, 图 2.45)。第一磨牙和第二前磨牙牙根之间的间隙，以及牙槽嵴的高度，应在植入之前通过根尖片进行确认。如果间隙不足，应该扩展间隙，通过倾斜粘贴第二前磨牙托槽的位置使牙根近中移动（图 2.24 ）。推荐使用 8 mm 长的微型种植体以远移磨牙，使用的力值为 250 g。

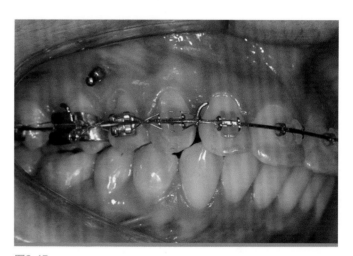

图2.45

图2.44, 图2.45 安氏Ⅱ类病例中微型种植体的正确植入位置——接近牙齿的阻抗中心或者 WALA 嵴。

利用微型种植体远移磨牙有两种方法。第一种是使用普通双管带环或颊面管。在这类病例中，用 0.022 英寸不锈钢圆丝做一滑动杆，在磨牙的近中施加作用力（图 2.46~图 2.48)。但这样产生的力无法完全控制磨牙的轴倾度，

例如，磨牙可能会向远中倾斜。磨牙牙根倾斜角度的控制主要是通过主弓丝来控制。在这一治疗阶段，患者的前牙段使用 0.019 英寸 × 0.025 英寸的不锈钢方丝控制转矩。

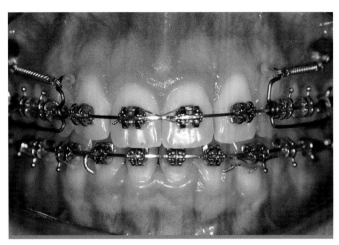

图2.46

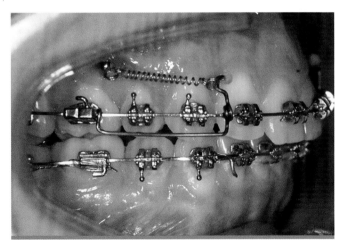

图2.47

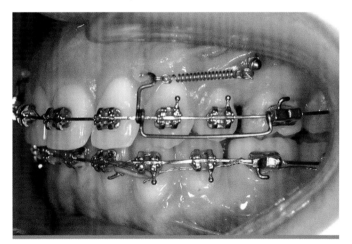

图2.48

图 2.46~ 图 2.48 当磨牙使用单管颊面管时，可用 0.022 英寸的不锈钢方丝做一滑动杆使磨牙远移。

远移磨牙的第二种方法是使用带辅弓管的带环或颊面管。图 2.49 和图 2.50 显示的是一例使用带辅弓管的带环的成人患者，计划远移右上磨牙。微型种植体植入后，最初 20 天使用大约 150 g 的力，随后增加到 250 g。

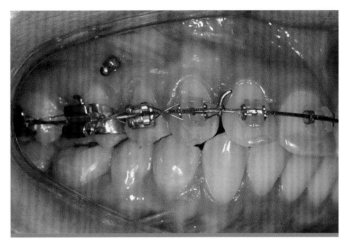

图2.49

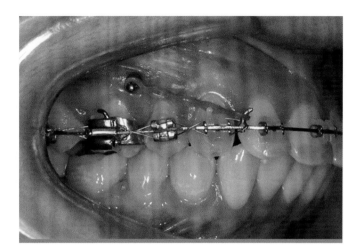

图2.50

图 2.49, 图 2.50 带有龈方辅弓管的上颌第一磨牙带环用于远移磨牙。图 2.18 显示在最初的 20 天使用大约 150 g 的力。

滑动杆放置在 0.019 英寸 × 0.025 英寸的不锈钢主弓丝上，从尖牙的近中或远中插到管里。治疗到了这一阶段，临床医生就可以开始推磨牙远移，并同时监测垂直高度的变化。垂直向距离正常的患者，滑动杆前端应位于与微型种植体等高的位置 ( 图 2.51)。在覆𬌗正常的病例中，滑动杆前端应低于微型种植体的高度 ( 图 2.52)。在深覆

𬌗的病例中，滑动杆应该放在比微型种植体低的位置，而在前牙开𬌗的病例中，滑动杆前端则应位于微型种植体的上方 ( 图 2.53)。辅弓管放置更靠近牙齿阻抗中心的位置，将滑动杆插入辅弓管中，有利于更好的控制磨牙倾斜和引导牙齿平移。

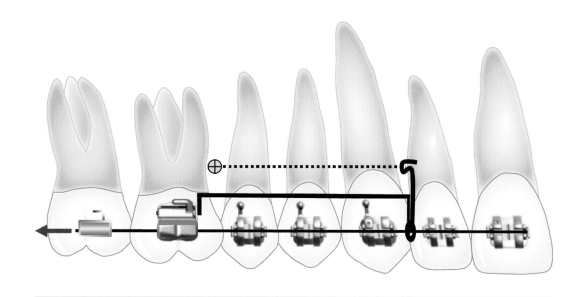

图 2.51 当作用力方向与𬌗力一致时，牙齿将随着弓丝平移。

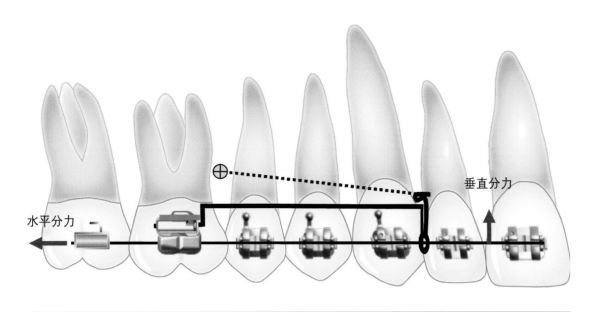

图 2.52 当施力点位于微型种植体的殆方，会产生向根方的垂直分力。

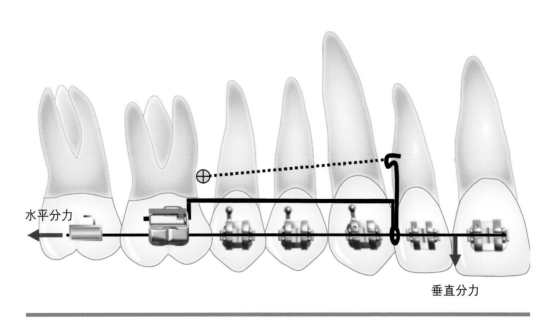

图 2.53 当施力点位于微型种植体的根方，会产生向殆方的垂直分力。

在这一治疗阶段，如果使用传统的矫治器，前磨牙和尖牙需要用向后结扎，以使这些牙齿自然向远中移动。在需要单侧远移的病例中，对侧尖牙近中弓丝上需要有一个牵引钩（图 2.54~ 图 2.56)。远移上颌磨牙需使用大约

250 g 的持续力。在需要远移的一侧不应放置牵引钩以使滑动杆更容易就位。在需要远移双侧磨牙的病例中，最好避免在弓丝上使用牵引钩，以免干扰滑动杆的作用（图 2.57~ 图 2.59)。

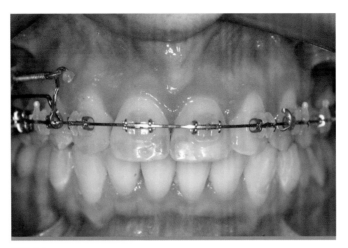

图2.54

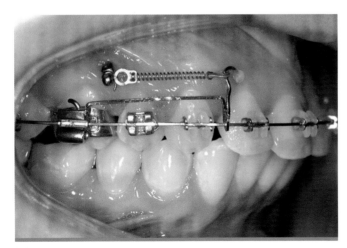

图2.55

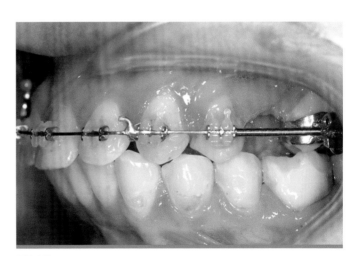

图2.56

图 2.54~ 图 2.56 单侧（右侧）安氏 II 类病例，开始远移磨牙时，在 0.019 英寸 × 0.025 英寸的不锈钢方丝上使用滑动杆。将左侧弓丝上的牵引钩与尖牙托槽结扎在一起以保持弓丝的稳定。

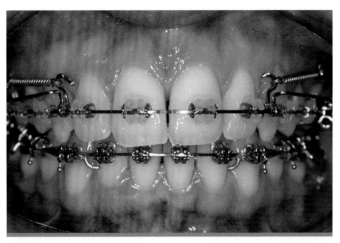

图2.57

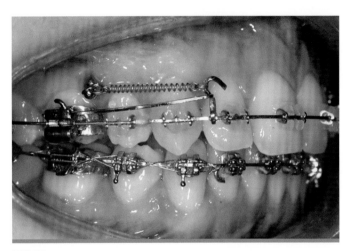

图2.58

图2.59

图 2.57~ 图 2.59 双侧安氏Ⅱ类病例,使用 Clarity™ SL 自锁托槽。为方便滑动杆推磨牙远移,弓丝上没有预先焊接牵引钩 ( 使用 0.019 英寸 × 0.025 英寸不锈钢方丝 )。

## 磨牙远移后的支抗考虑

上颌磨牙应该过矫正,位置偏远中 1~2 mm,如图 2.60,以允许在内收前磨牙和前牙时支抗消耗和磨牙前移。为了确定所需要的支抗类型,在磨牙远移过程中应该监测磨牙牙冠远中倾斜的情况。准确地控制住磨牙的倾斜度才能实现理想的滑动机制。在这一治疗阶段,弓丝应该能在第一、第二磨牙颊面管中自由滑动。

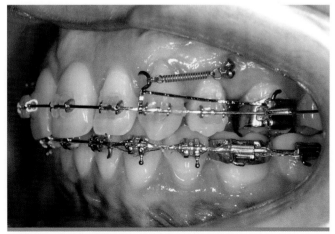

图 2.60 远移磨牙成安氏Ⅰ类并呈过矫正效果。

在磨牙远移结束后 3 个月，应该在靠近磨牙牙根的位置植入一枚新的微型种植体。在这段期间，不应进行加力治疗，以利于磨牙近中形成牙槽骨。如果选择这种治疗方案，临床医生应该使用 0.018 英寸不锈钢圆丝，在磨牙近中弯制欧米伽曲，以防磨牙向近中移动 ( 图 2.61~ 图 2.63)。另一可以选择的方法就是使用腭杆来维持支抗。

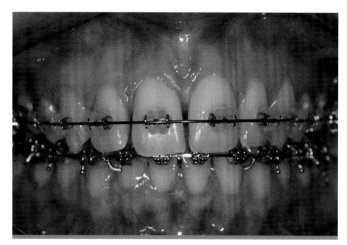

图2.61

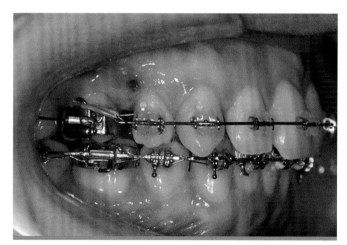

图2.62

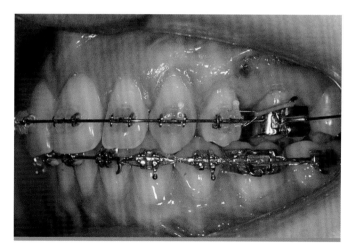

图2.63

图 2.61~ 图 2.63 带有欧米伽曲的 0.018 英寸不锈钢圆丝。弓丝应在位保持 3 个月。

使用这种方案，临床医生应该特别注意不利的支抗丧失。最后可选择的方案是每天 4 小时使用口外弓，配合 II 类颌间牵引。当然，这种方案需要依靠患者的配合 ( 图 2.64~ 图 2.67)。

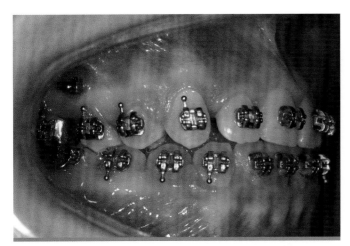

图2.64

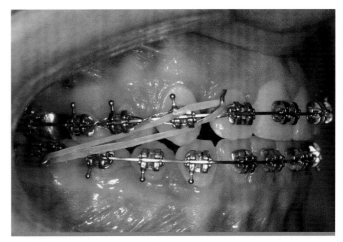

图2.65

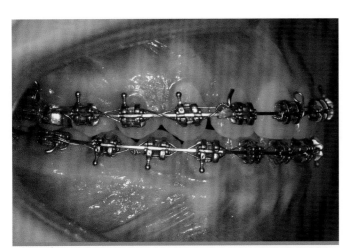

图2.66

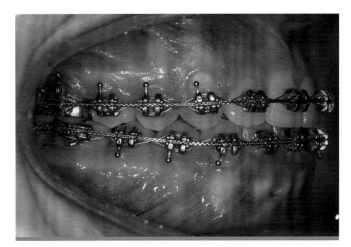

图2.67

图 2.64~ 图 2.67 使用微型种植体推磨牙远移后的治疗阶段，使用 0.019 英寸 × 0.025 英寸不锈钢方丝和 II 类弹性牵引；前牙内收阶段结束后，尖牙被动向后结扎；使用 0.019 英寸 × 0.025 英寸麻花方丝进行精细调整。

## 间隙关闭的机制

一旦建立了包括磨牙在内的支抗系统，就可以开始关闭前磨牙间隙和内收前牙段[11]。在这一治疗阶段，患者应使用 0.019 英寸 × 0.025 英寸不锈钢方丝，在尖牙的近中

预先焊接牵引钩，与微型种植体等高。这样的矫治设计，使力的作用线与弓丝平行，避免产生垂直分力，并且将弓丝和托槽槽沟之间产生的摩擦力降低到最小。可用镍钛螺簧或者链圈配合结扎丝来关闭间隙（图 2.68~ 图 2.70）。

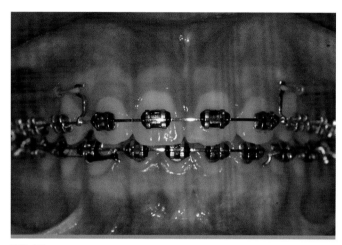

图2.68

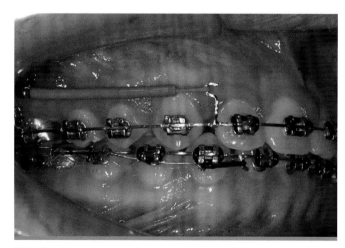

图2.69

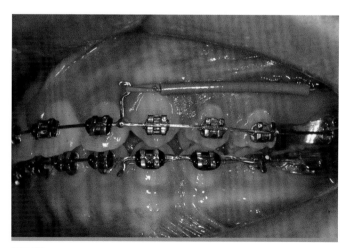

图2.70

图 2.68~ 图 2.70 前磨牙远中移动，前牙段内收，在靠近第一磨牙牙根处重新植入微型种植体。

使用结扎丝牵引弹性结扎圈关闭间隙时，需先拉伸结扎圈 3 mm，在最初 24 小时产生 370 g 初始力，在随后的 28 天力量衰减到平均 193 g ( 图 2.71)。

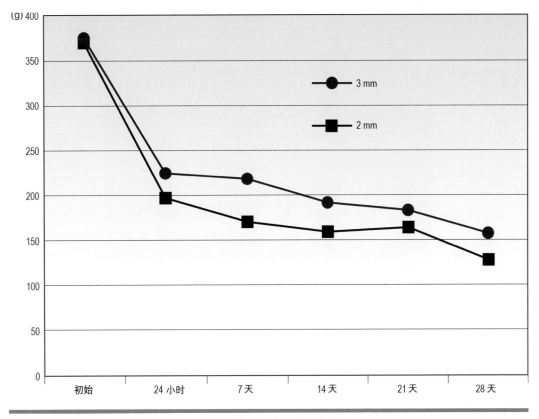

图2.71 链圈与金属结扎丝联合使用后，最初的28天内，力量衰减。

在间隙关闭完成后，内收系统仍应保持 1 个月，以使托槽内置的角度充分表达，以防牙根复发。在这一治疗阶段之后，左右侧都应从尖牙近中的牵引钩到最后一颗后牙进行 "8" 字长扎 ( 尖牙被动向后结扎 )，使牙根充分表达矫治器内置的转矩。这一治疗阶段叫做转矩调整 ( 图 2.66)。

### 精细调整和完成

治疗的最后阶段是精细调整和完成，这时应该对正畸治疗的许多方面进行回顾和思考。这包括评估和验证：磨牙、前磨牙和尖牙的位置以及上下牙弓间关系；弓型；牙根平行度；头影测量和侧貌；邻牙接触点；扭转；Spee 曲线；Wilson 曲线；尖牙垂直向和水平向咬合情况；与𬌗相关的功能目标；颞下颌关节功能。在进行这些评估后，开始调整咬合，一开始使用 0.019 英寸 × 0.025 英寸麻花方丝和 3/16(4 盎司力值 ) 的颌间牵引，24 小时佩戴，连续 15 天，之后仅在夜间牵引，需 20 天。在放置麻花方丝之前，用 0.008 英寸结扎丝从磨牙到磨牙进行 "8" 字长扎，确保在调整期不再出现间隙。在调整完咬合之后，就可以考虑结束正畸矫治了 ( 图 2.72~ 图 2.74)。

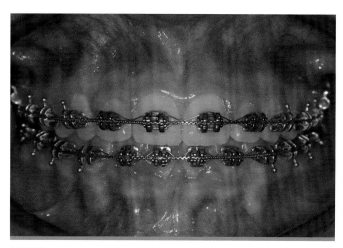

图2.72

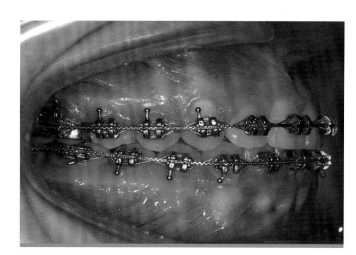

图2.73

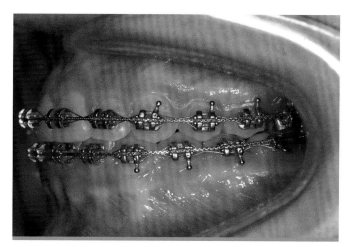

图2.74

图 2.72~ 图 2.74 最后调整咬合阶段使用 0.019 英寸 × 0.025 英寸的麻花方丝。在放置弓丝前，使用 0.008 英寸的结扎丝进行 "8" 字结扎。

## 利用微型种植体压低牙齿

利用微型种植体压低前、后牙区是非常高效的。用于压低牙齿时，微型种植体必须仔细确定其植入部位。通常在上颌是位于牙齿阻抗中心的上方，下颌位于阻抗中心的下方。因为这些区域更靠近牙根尖，有更大的根间间隙，微型种植体植入时损伤牙根的危险更小。

## 磨牙的压低

很多情形下可以在后牙区使用微型种植体压低牙齿，例如：修复治疗前，压低因对颌牙早失而伸长的磨牙和前磨牙[12]；对于后牙垂直向发育过度的患者，通过压低磨牙矫治前牙开𬌗[13]；上下磨牙伸长的锁𬌗病例。

在需要压低磨牙和前磨牙的病例中，通常辅助使用横腭杆或者加了补偿转矩的主弓丝，来控制压低牙齿时产生的转矩。为了更好的控制磨牙压低的效果，应使用2枚微型种植体。其中一枚在下颌骨的颊侧植入，另一枚靠近上颌对颌牙的腭侧。

因为与对颌牙弓的其它牙齿没有咬合，用传统正畸方法矫治磨牙正锁𬌗合并磨牙伸长是非常困难的（图2.75~图2.77）。虽然正锁𬌗区只有1 mm的覆𬌗，切牙区覆𬌗需打开3 mm。这种情况不适合使用交互牵引，因为交互牵引常常造成牙齿的伸长。建议在上颌磨牙腭侧和下颌磨牙颊侧使用微型种植体，因为微型种植体能够在压低牙齿的同时，精确控制磨牙转矩，防止上颌磨牙腭向翻转以及下颌磨牙颊向翻转。

该治疗的第一阶段是压低磨牙（图2.78，图2.79），第二阶段利用水平向螺簧，在弓丝上加入转矩，进行排齐整平（图2.80~图2.82）。

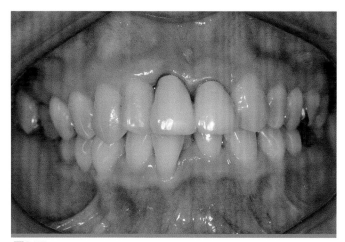

图2.75

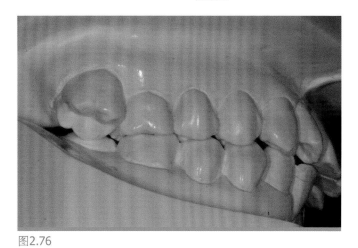

图2.76

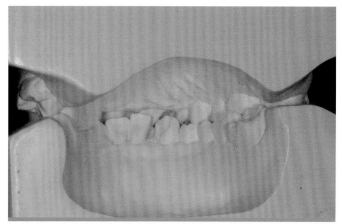

图2.77

图 2.75~ 图 2.77 磨牙伸长并且正锁𬌗的错𬌗畸形。

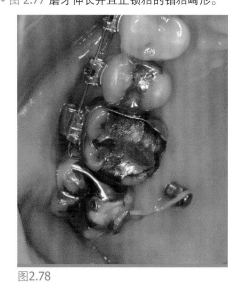

图2.78

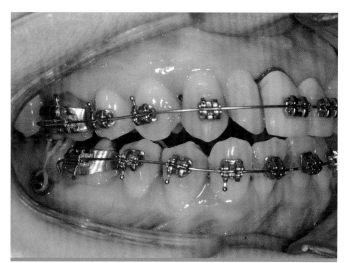

图2.79

图 2.78，图 2.79 为了压低磨牙，微型种植体植入于下颌颊侧与上颌腭侧。

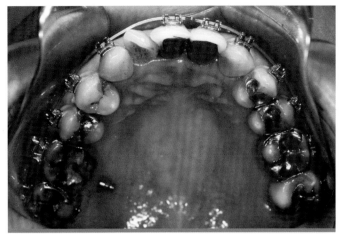

图2.80

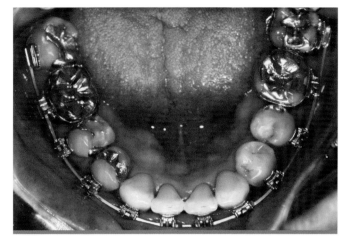

图2.81

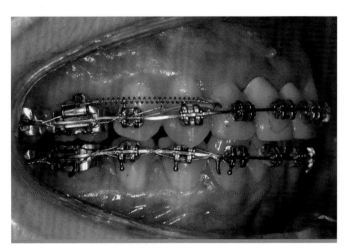

图2.82

图 2.80~ 图 2.82 上颌：磨牙已经压低。下颌：使用微型种植体治疗中。

## 下切牙的压低

大部分覆𬌗或者垂直高度不调会影响正畸治疗的效果，所以应在解决水平向不调之前进行垂直向不调的矫治。传统的正畸手段通常为用反 Spee 曲线弓丝或者 Ricketts 多用途弓 [14]，实现前牙压低。但是，这些弓丝的使用延长了矫治时间，产生了不必要的力偶，造成磨牙颊向、远中向翻转；矫正深覆𬌗时也常发生切牙唇倾。这种情况的发生归咎于反 Spee 曲弓丝的本质，它在滑动机制的使用中会产生摩擦力。

在正畸治疗中配合微型种植体，利用局部矫治力压低前牙就不会影响到其余牙弓段。从生物力学角度来看，这种方法是非常有益的，尤其是对成人患者（图 2.83，图 2.84）。

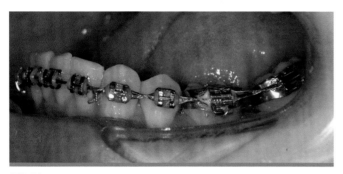

图2.83

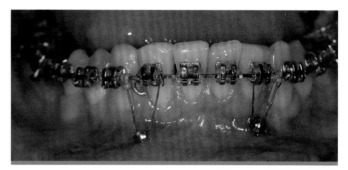

图2.84

图 2.83，图 2.84 图 2.83 显示牙弓有很深的 Spee 曲线，使用 0.019 英寸 × 0.025 英寸反 Spee 曲方丝很难矫正。图 2.84 显示微型种植体植入在侧切牙远中，用 0.009 英寸结扎丝和弹力圈联合产生压低力量。

当治疗进入到方丝来控制转矩时，下切牙就应进行压低了。取决于下切牙初始的唇倾度，弓丝应当增加根唇向转矩来控制牙冠的唇向倾斜（图 2.85，图 2.86）。这个阶段的治疗（图 2.87~ 图 2.89）应严密观察，以达到理想的垂直覆𬌗。

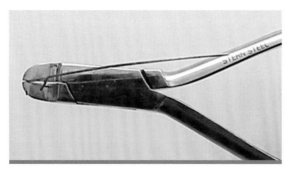

图2.85

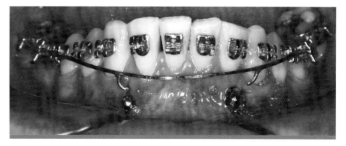

图2.86

图 2.85，图 2.86 图 2.85 显示正畸弓丝增加下切牙段根唇向转矩，控制切牙牙冠的唇向倾斜。图 2.86 显示未入槽的增加根唇向转矩的弓丝。

覆𬌗纠正（图 2.90~ 图 2.92）的数周后应当去除反 Spee 曲弓丝，但不能即刻去除。微型种植体可以在治疗的

最后，即精细调整阶段再去除（图 2.93~ 图 2.95）。只有在正畸治疗效稳定后，才能拆除全部矫治器( 图 2.96~ 图 2.98 )。

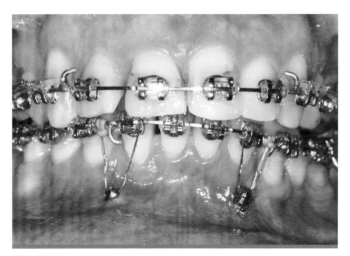

图2.87

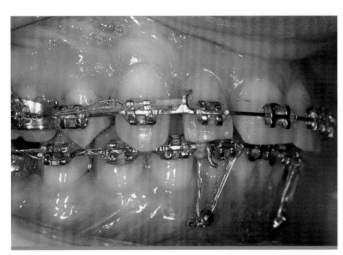

图2.88

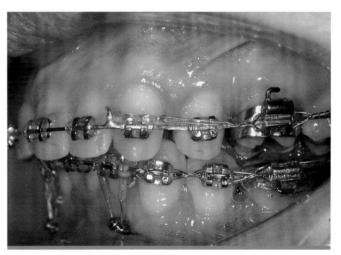

图2.89

图 2.87~ 图 2.89 带有下切牙转矩控制的 0.019 英寸 × 0.025 英寸方丝。微型种植体通过结扎丝联合弹力圈来提供矫治力。

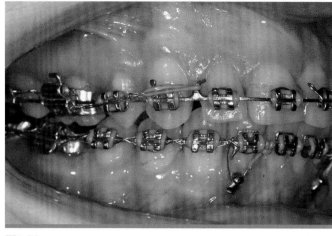

图 2.90~ 图 2.92 满意的覆殆矫正，其余区段未出现不希望的牙齿移动。

图2.90

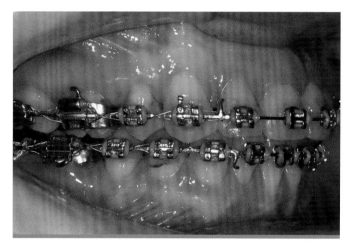

图 2.93~ 图 2.95 治疗的最后阶段微型种植体取出。上牙弓间隙已经关闭。

图2.93

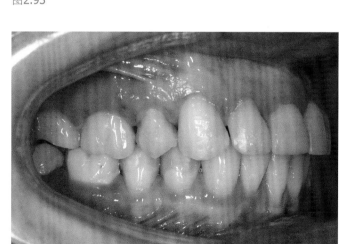

图 2.96~ 图 2.98 治疗完成后拆除矫治器。中线和覆殆已矫正，右侧磨牙远中关系，左侧磨牙中性关系。

图2.96

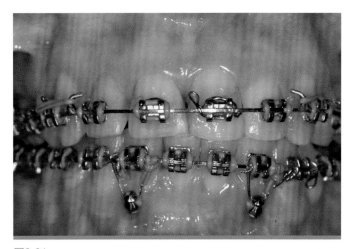

图2.91

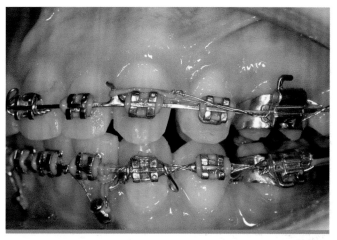

图2.92

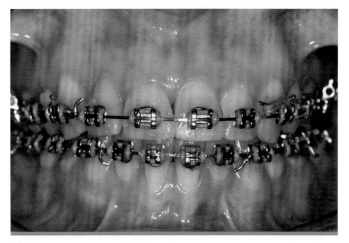

图2.94

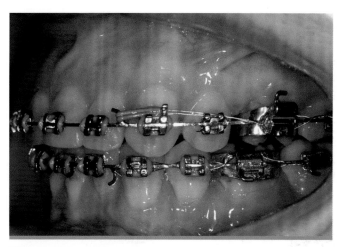

图2.95

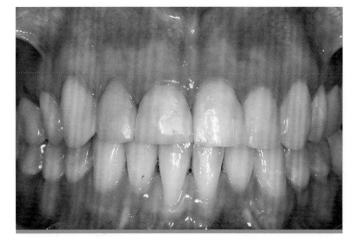

图2.97

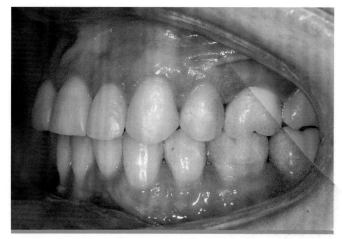

图2.98

## 上切牙的压低

短面型患者的特征之一就是深覆𬌗，主要是上切牙或下切牙伸长的结果。上切牙伸长的患者无法在下牙弓安放矫治器，传统方法多是先在磨牙粘结颊面管或者带环，弯制磨牙后倾弯；使用反 Spee 曲弓丝，或者 Ricketts 多用途弓[14]。通常这些力学机制会在磨牙上产生一对力偶，使磨牙远中倾斜，造成滑动机制实施的困难（图 2.99）。对于上切牙伸长的病例，微型种植体是极好的选择——滑动机制产生的轻力与微型种植体产生的引导性持续力相辅相承（图 2.100）。

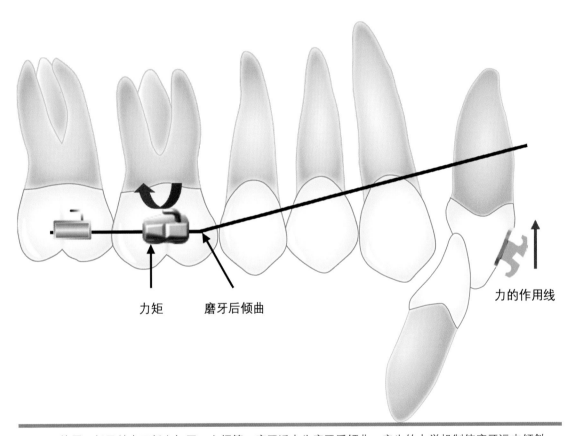

力矩　磨牙后倾曲　力的作用线

图 2.99 使用压低弓丝来压低上切牙，上颌第一磨牙近中为磨牙后倾曲，产生的力学机制使磨牙远中倾斜。

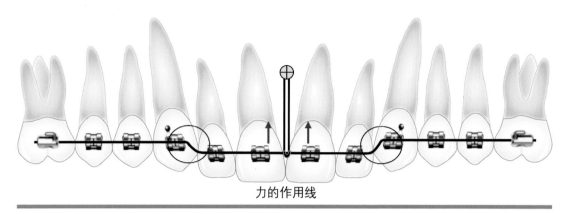

力的作用线

图 2.100 滑动机制产生的轻力与微型种植体产生的持续力。

微型种植体应在两个中切牙之间、牙齿阻抗中心的上方、靠近牙根尖的地方植入（图 2.101）[15]。另一种选择是在两个侧切牙的远中各植入一枚微型种植体[16]。通过作用于入槽的方丝，使用压低的力学机制来控制切牙的唇倾度。在进行牙齿压低时，牙齿的唇倾度会受到力学机制产生的力偶的影响。因此，前牙区段，即双侧尖牙之间应当使用 0.008 英寸结扎丝长扎（图 2.102）。

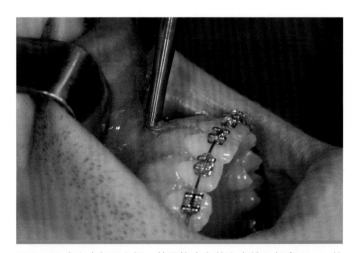

图 2.101 在上中切牙之间，其阻抗中心的上方植入长度 6 mm 的微型种植体。

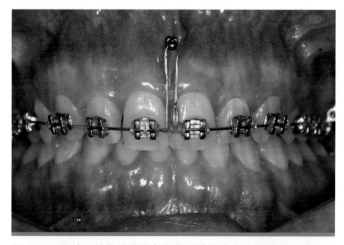

图 2.102 通过弓丝传递的轻力和微型种植体产生的持续力进行上切牙的压低。

## 利用微型种植体近中移动并竖直磨牙

许多正畸病例可能只需要近中移动磨牙但不改变前牙的位置。如果不借助微型种植体，这一目标很难实现，因为矫治方案都是利用前牙作为支抗体系来前移磨牙，很难不改变前牙的位置。另一种磨牙近中移动的方法是戴用反向牵引口外弓，这需要相当好的配合，而且治疗时影响面部美观。

还有许多其他情形可以推荐使用微型种植体。例如，患者第二前磨牙先天缺失，头影测量显示切牙的位置良好（图2.103~图2.106），微型种植体可以用作支抗来近中

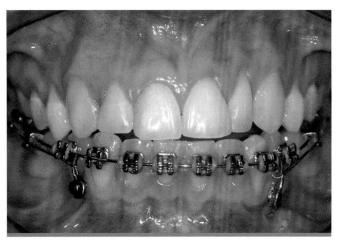

图2.103

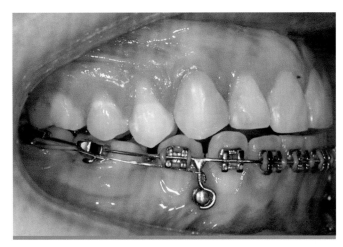

图2.104

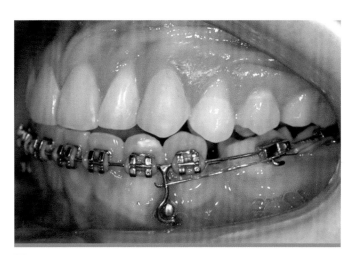

图2.105

图 2.103~ 图 2.105 下颌第一前磨牙近中植入微型种植体，在弓丝上焊接一长牵引钩并与微型种植体连接。实施与弓丝平行的间接矫治力。

移动上下颌磨牙[17]以关闭牙齿缺失导致的间隙，同时不影响切牙的唇倾度。不过这样的病例中，应在所有前磨牙都萌出后再开始前移磨牙。微型种植体植入第一前磨牙的近中，生物力作用的方向平行于主弓丝，这样避免不良的垂直向牙齿移动。上颌前磨牙缺失的病例治疗结束时，磨牙为远中关系；下颌前磨牙缺失的病例治疗结束时，磨牙为近中关系（图 2.107~ 图 2.109）。

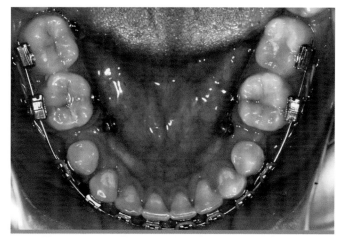

图2.106

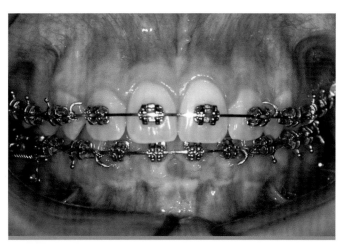

图2.107

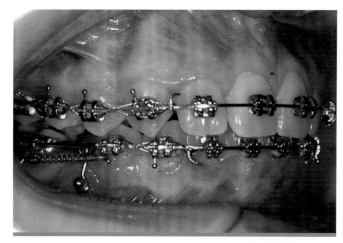

图2.108

图 2.106 殆面像显示植入第一前磨牙舌侧远中的微型种植体，配合颊侧的正畸弓丝缩弓。

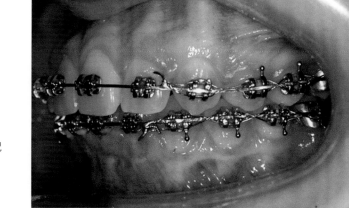

图2.109

图 2.107~ 图 2.109 右下第二前磨牙先天缺失。微型种植体植入第一前磨牙远中，焊接在方丝上的 0.6 mm 不锈钢圆丝产生一个力臂，力作用于磨牙近中，与主弓丝平行。

当代正畸学使用微型种植体的主要优点之一可见于后牙早失的成年患者，尤其是缺失第一磨牙[18]。后牙缺失后发生许多自由的牙齿移动，例如前磨牙的远中移动与旋转，磨牙的近中移动与旋转或翻转，对颌牙的伸长等。这类病例的治疗目标应为，初期直立磨牙，接下来或是修复治疗或是通过磨牙近中移动关闭间隙。磨牙直立常需使用复杂的装置，如竖直簧、辅弓、悬臂弓等。每种用于直立磨牙的正畸技术都会产生垂直向分力，促使磨牙伸长，从而导致部分或完全开𬌗。而使用微型种植体直立磨牙[19]，保证了只进行局部的磨牙矫治，只实施希望的生物力偶，从而维持控制磨牙的位置，避免不想要的磨牙伸长（图2.110）。

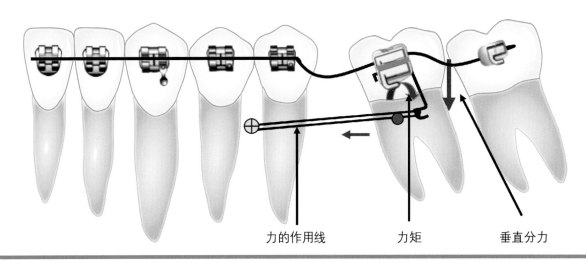

力的作用线　　力矩　　垂直分力

图2.110 利用磨牙带环远中附加的长牵引钩，与位于第一前磨牙远中的微型种植体相拉，直立磨牙。力的作用方向与主弓丝平行。

# 参考文献

1. Brito V S Jr, Ursi, W J S. O aparelho pré-ajustado: sua evolução e suas prescrições. Revista Dental Press de Ortodontia e Ortopedia Facial, 2006, 11:104–156

2. Lee J S, Kim J K, Park Y C, Vanarsdall R L. Applications of orthodontic mini-implants. Chicago: Quintessence, 2007

3. Trevisi H. SmartClip™: tratamento ortodôntico com sistema de aparelho autoligado – conceito e biomecânica. Rio de Janeiro: Elsevier, 2007

4. Kim J H, Ahn S J, Chang Y I. Histomorphometric and mechanical analyses of the drill-free screw as orthodontic anchorage. American Journal of Orthodontics and Dentofacial Orthopedics, 2005, 128:190–194

5. Villela H, Bezerra F, Labossiére M J. Micro parafuso ortodôntico de titânio auto perfurante (MPO): Novo protocolo cirúrgico e atuais perspectivas clínicas. Innovations Implant Journal, 2006, 1:46–53

6. Marassi C, Leal A, Herdy J L, Chianelli O, Sobriera D. O uso de mini-implantes como método auxiliar do tratamento ortodôntico. Ortodontia SPO, 2005, 38:256–265

7. Zanelato A C T, Trevisi H, Zanelato R C T, Zanelato A C T, Trevisi R C. Análise da Movimentação Dentária (VTO dentário). Revista Clínica de Ortodontia, 2006, 5:59–65

8. Morea C, Dominguez G C, Wuo Ado V, Tortamano A. Surgical guide for optimal positioning of miniimplants. Journal of Clinical Orthodontics, 2005, 39:317–321

9. Seling-Min L, Ryoon-Ki H. Distal movement of maxillary molars using a lever-arm and mini-implant system. Angle Orthodontist, 2008, 78:167–175

10. Andrews L F, Andrews W A. Syllabus of Andrews philosophy and techniques, 5th ed. San Diego: Lawrence F Andrews Foundation, 1995

11. Marassi C, Marassi C. Mini-implantes ortodônticos como auxiliares da fase de retração anterior. Revista Dental Press de Ortodontia e Ortopedia Facial, 2008, 13:57–75

12. Villela H M, Bezerra F J B, Lemos L N, Pessoa S M L. Maxillary molar intrusion using self-drilling titanium orthodontic micro screws. Revista Clinica de Ortodontia, 2008, 7:52–64

13. Chunlei X, Xian G Z, Xing W. Micro screw anchorage in skeletal anterior open-bite treatment. Angle Orthodontist, 2007, 77:47–56

14. Ricketts R M. Conceitos de mecânica e biomecânica. Goiânia: Artes Gráficas, 2003

15. Costa A, Raffaini M, Melsen B. Miniscrews as orthodontic anchorage: a preliminary report. International Journal of Adult Orthodontics and Orthognathic Surgery, 1998, 13:201–209

16. Carano A, Velo S, Leone P, Siciliani G. Clinical applications of the miniscrew anchorage system. Journal of Clinical Orthodontics, 2005, 39:9–42

17. Janson M, Silva D A F. Mesialização de molares com ancoragem em mini-implantes. Revista Dental Press de Ortodontia e Ortopedia Facial, 2008, 13:88–94

18. Kyung S H, Choi J H, Park Y C. Miniscrew anchorage used to protract lower second molars into first molar extraction sites. Journal of Clinical Orthodontics, 2003, 37:575–579

19. Bicalho R F, Bicalho J S, Laboissière J M. Indirect skeletal anchorage used to upright mandibular molars. Revista Clinica de Ortodontia Dental Press, 2009, 8:63–68

# 第二章 临床病例

**姓名**：**AC**

**性别**：**女**

**年龄**：**19岁**

**面型**：**短面型**

**骨型**：Ⅱ**类**

**治疗时间**：**30个月**

### 诊断

短面型及安氏Ⅱ类错殆畸形。深覆殆、第一前磨牙正锁殆。上下切牙过度唇倾，Spee 曲线过陡。

### 治疗计划

拔除上颌第一前磨牙，并配合微型种植体支抗。完成时磨牙为远中关系，整平 Spee 曲线，同时控制上下切牙的唇倾度。

### 矫治器

- 上下颌 SmartClip™ 自锁矫治器
- 舌弓
- 上颌第一磨牙近中植入微型种植体
- 上颌哈雷保持器
- 下颌 3–3 固定舌侧保持器

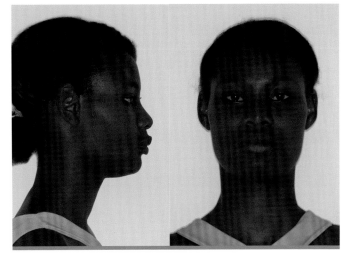

图2.111　　　　　　　图2.112

图2.111, 图2.112

治疗前面像显示面部对称，侧貌，严重短面型的Ⅱ类错殆畸形。

### 病例报告

　　患者为短面型，安氏Ⅱ类错殆畸形，伴有前牙深覆殆，上颌第一前磨牙正锁殆，上下切牙显著唇倾，较深的前牙覆盖及过陡的 Spee 曲线。

治疗计划是拔除上下颌第三磨牙并在上颌粘结 SmartClip™ 自锁矫治器。初期排齐后，用镍钛螺簧扩大上颌第二前磨牙和第一磨牙的根间隙，为微型种植体的植入做准备。

下牙弓先粘结舌弓来维持现有牙弓内的间隙。然后下颌粘结 SmartClip™ 自锁矫治器，与上牙弓一样，初期用 0.014 英寸超弹镍钛圆丝排齐，排齐完成时为 0.016 英寸超弹镍钛圆丝。整平阶段开始时为 0.017 英寸 × 0.025 英寸超弹镍钛方丝，结束时为 0.019 英寸 × 0.025 英寸镍钛方丝。

微型种植体植入上颌牙齿阻抗中心的上方，为矫治深覆𬌗提供支抗。当患者上颌使用 0.019 英寸 × 0.025 英寸不锈钢方丝时，拔除上颌第一前磨牙。将弓丝上尖牙近中的牵引钩通过螺簧与微型种植体相连，利用滑动机制进行前牙段的内收。

为了整平 Spee 曲线，在下颌 0.019 英寸 × 0.025 英寸方丝上弯制反 Spee 曲，同时施加根唇向转矩防止下颌切牙过度唇倾。纠正深覆𬌗后，关闭下颌散隙，形成安氏 II 类的过矫治结果。取出微型种植体，在不需要额外支抗下，继续采用滑动机制关闭上颌散隙。

最后间隙关闭阶段，利用了 MBT™ 系统的多用性。上下颌第二磨牙颊面管进行了重新定位，将下颌第二磨牙颊面管粘帖在对侧上颌第一、二磨牙上。用 0.018 英寸的镍钛圆丝再次整平，最后使用 0.019 英寸 × 0.025 英寸不锈钢方丝关闭剩余间隙。

完成和精细调整阶段使用的是 0.019 英寸 × 0.025 英寸麻花方丝，夜间用 3/16(4 盎司) 皮圈垂直牵引。

保持阶段包括上颌戴用哈雷保持器，下颌使用 3–3 固定舌侧保持器。

本治疗达到了稳定的功能变化，并改善了面部美观。

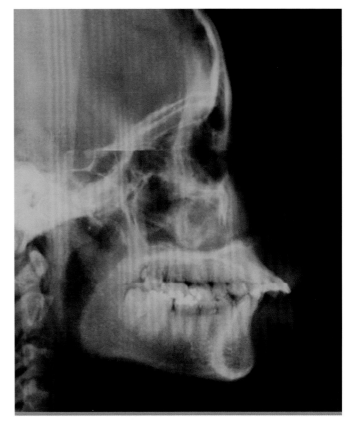

图2.113

图2.113~图2.115
侧位片、描迹图及分析，显示测量的垂直距离过短，上下切牙严重唇倾。

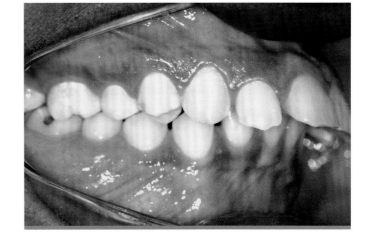

图2.116

图2.116~图2.118
治疗前口内像显示磨牙远中关系，深覆殆和严重的双颌前突。

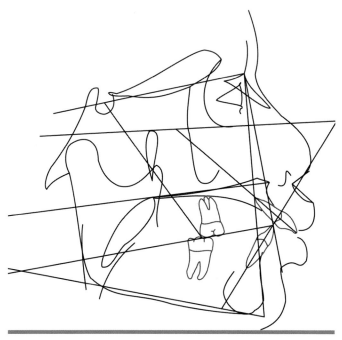

图2.114

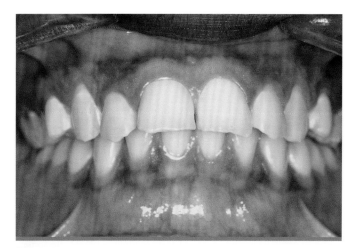

| SNA∠ | 89° |
|---|---|
| SNB∠ | 83° |
| ANB∠ | 6° |
| A-N⊥FH | 8mm |
| Po-N⊥FH | 4mm |
| Wits | 10mm |
| GoGn SN∠ | 20° |
| FH Md∠ | 13° |
| Mx Md∠ | 17° |
| U1 to A-Po | 15mm |
| L1 to A-Po | 3mm |
| U1 to Mx plane∠ | 133° |
| L1 to Md plane∠ | 112° |
| **Facial analysis** | |
| Nasolabial∠ | 74° |
| NA⊥nose∠ | 24mm |
| Lip thickness | 11.5mm |

图2.115

图2.117

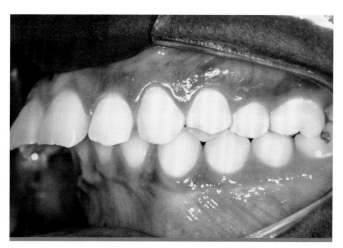

图2.118

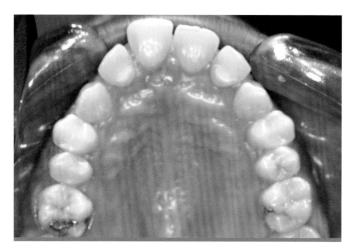

图2.119

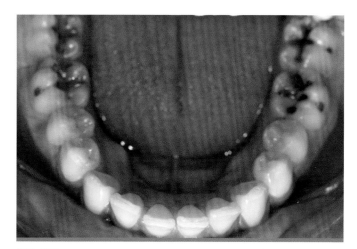

图2.120

**图2.119~图2.121**

治疗前𬌗面像显示上下牙弓。图 2.121 显示上颌第一前磨牙正锁𬌗，下切牙咬至上颌腭侧牙龈。

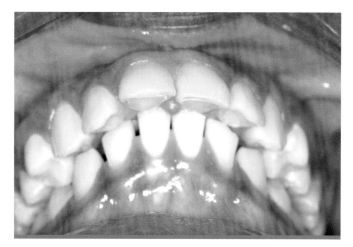

图2.121

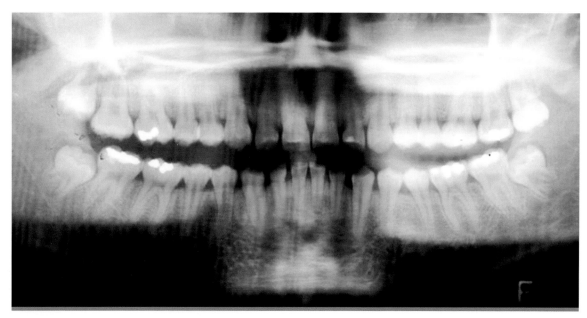

图2.122

**图2.122**
全景片显示恒牙列，下颌第三磨牙阻生。

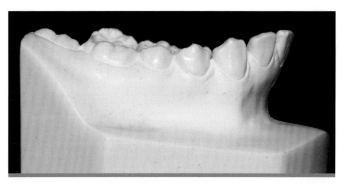

图2.123

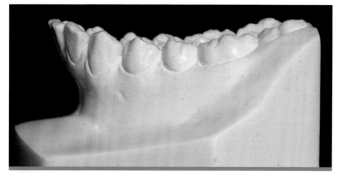

图2.124

**图2.123, 图2.124**
治疗前研究模型的左右侧面观显示较陡的 Spee 曲线。

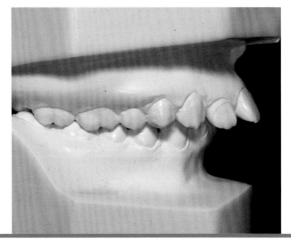

图2.125~图2.127
研究模型显示磨牙远中关系，深覆殆伴上下切牙严重唇倾。

图2.125

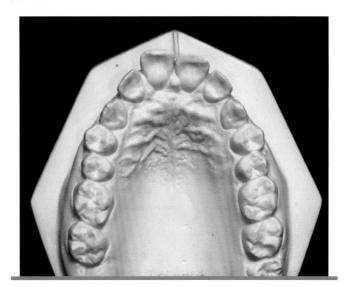

图2.128

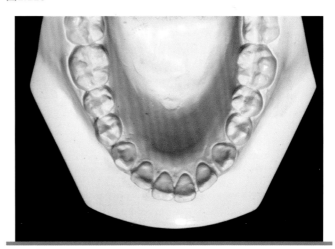

图2.128, 图2.129
研究模型的殆面观显示上下牙弓的间隙及萌出的牙齿。

图2.129

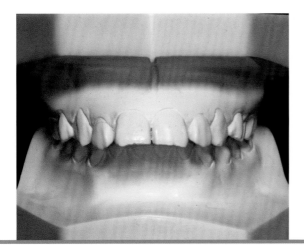

图2.126

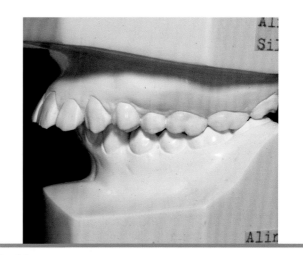

图2.127

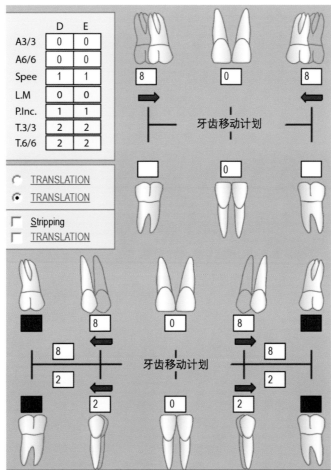

图2.130

图2.130

使用 VTO 制定正畸治疗计划。本例错殆畸形在拔除上颌
第一前磨牙后，上下颌都需要绝对支抗。

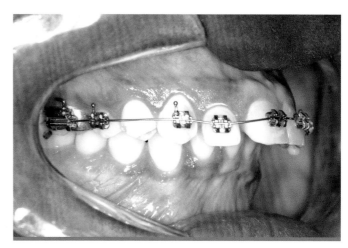

图2.131

图2.131~图2.133
上颌使用 0.014 英寸超弹镍钛圆丝开始初期排齐。第一前磨牙未粘结托槽。

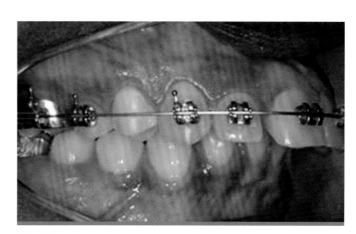

图2.134

图2.134~图2.136
排齐结束，使用 0.017 英寸 × 0.025 英寸镍钛方丝整平上牙弓。

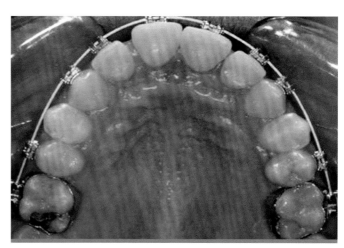

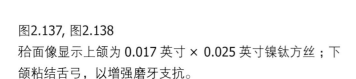

图2.137

图2.137, 图2.138
𬌗面像显示上颌为 0.017 英寸 × 0.025 英寸镍钛方丝；下颌粘结舌弓，以增强磨牙支抗。

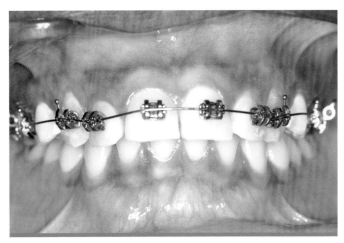

图2.132

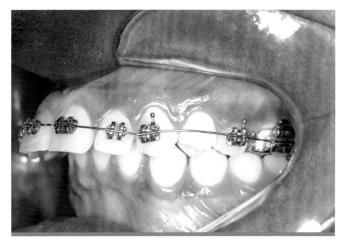

图2.133

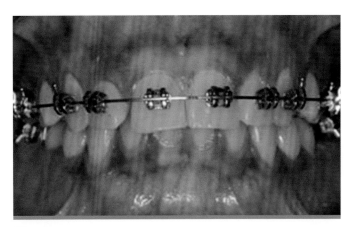

图2.135

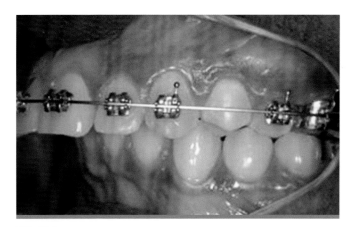

图2.136

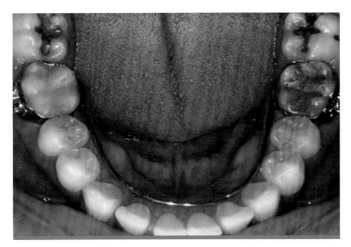

图2.138

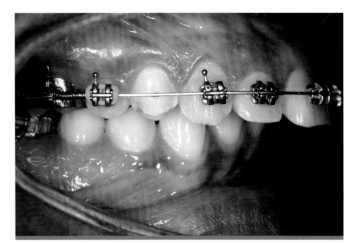

图2.139

图2.139，图2.140
第一磨牙和第二前磨牙间放置推簧为微型种植体开拓间隙。前磨牙托槽上放置结扎圈防止旋转。

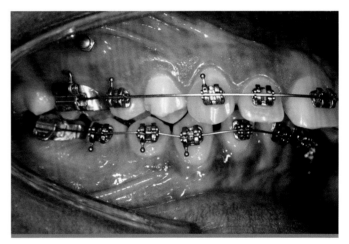

图2.141

图2.141~图2.143
微型种植体植入于上颌第一磨牙近中，位于牙齿的阻抗中心上方。下颌粘结 SmartClip™ 自锁矫治器，使用 0.014 英寸超弹镍钛圆丝开始排齐。

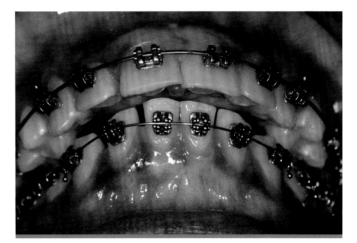

图2.144

图2.144
整平开始时的覆𬌗覆盖。下切牙不再接触上颌腭侧牙龈。

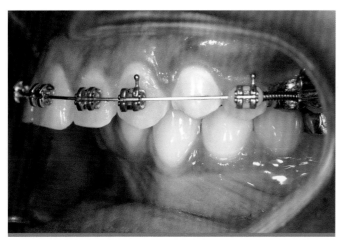

图2.140

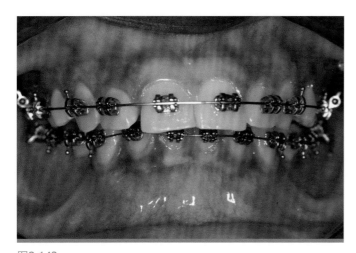

图2.142

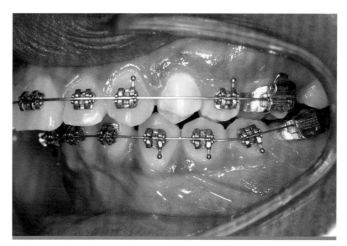

图2.143

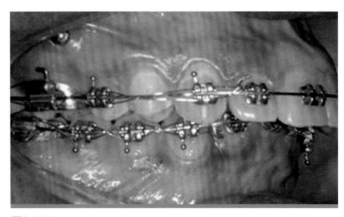

图2.145~图2.147

正面和侧面口内像显示使用 0.019 英寸 × 0.025 英寸不锈钢方丝整平结束。在这个阶段，从尖牙近中的牵引钩到第二磨牙使用 0.009 英寸结扎丝向后被动结扎。

图2.145

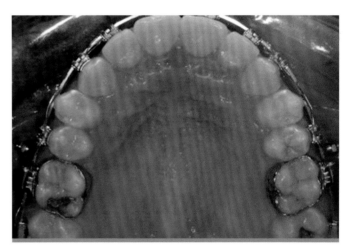

图2.148，图2.149

上下𬌗面像显示牙列排齐、整平及很好的牙弓形态。去除下颌舌弓，下颌反 Spee 曲弓丝加入下前牙根唇向转矩来控制下切牙的唇倾度。

图2.148

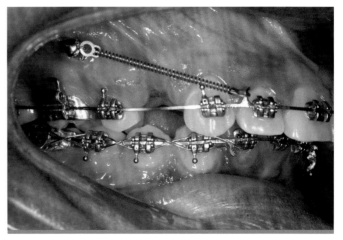

图2.150~图2.152

上颌第一前磨牙拔除后的正面和侧面口内像。微型种植体与 0.019 英寸 × 0.025 英寸不锈钢方丝上焊接的牵引钩通过镍钛螺簧开始内收。牵引钩的高度低于微型种植体的高度，产生必要的垂直向分力来矫正深覆𬌗。

图2.150

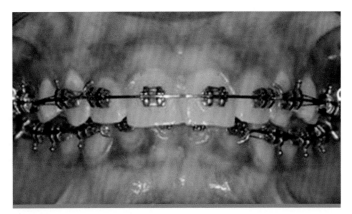

图2.146

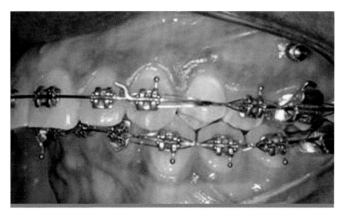

图2.147

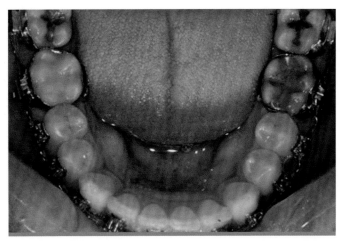

图2.149

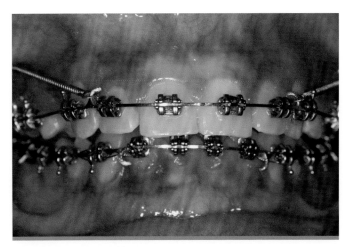

图2.151

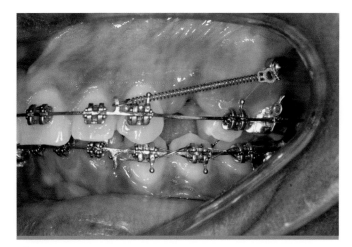

图2.152

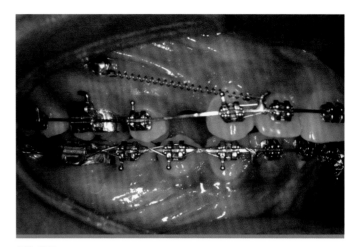

图2.153

**图2.153~图2.155**

正面和侧面口内像显示间隙关闭 1 个月后。深覆𬌗已经开始纠正，微型种植体的绝对支抗系统在位。

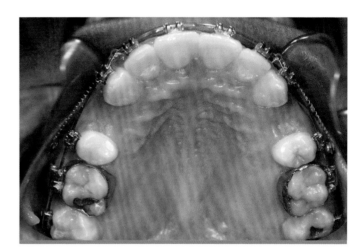

图2.156

**图2.156, 图2.157**

内收阶段开始时上下牙弓的𬌗面像。如上所述，通过方丝加入根唇向转矩来控制下切牙的唇倾度。

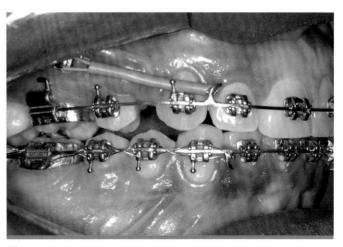

图2.158

**图2.158~图2.160**

正面和侧面口内像显示接下来的前牙内收系统包括结扎丝、弹力圈以及橡胶保护管。在此治疗阶段，深覆𬌗已纠正，上切牙唇倾度减小，下颌前牙自发的前移形成安氏 II 类的过矫正结果。

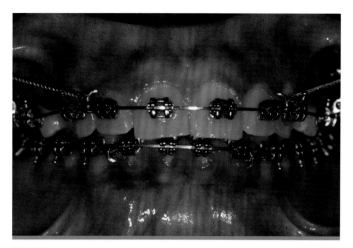

图2.154

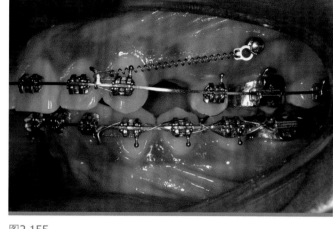

图2.155

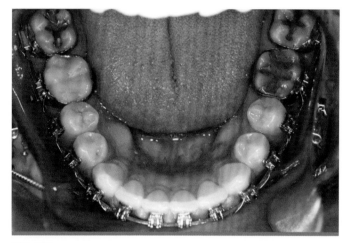

图2.157

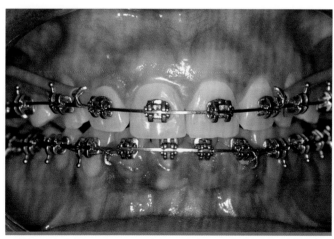

图2.159

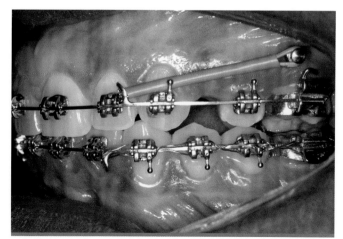

图2.160

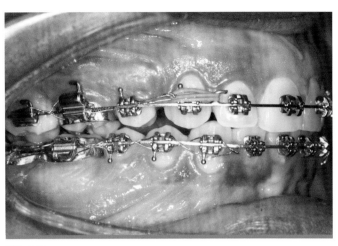

图2.161

图2.161~图2.163

正面和侧面口内像显示微型种植体取出后，第二磨牙粘结颊面管，从牵引钩至第二磨牙长扎防止间隙重新出现。上牙弓使用 0.018 英寸不锈钢圆丝。

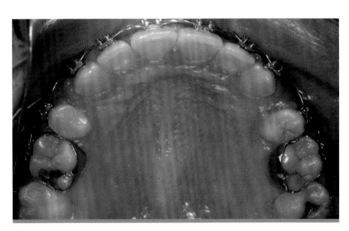

图2.164

图2.164, 图2.165

骀面像显示上颌使用 0.018 英寸不锈钢圆丝，磨牙至磨牙被动结扎，以保持已关闭的间隙状态。下颌使用 0.019 英寸 × 0.025 英寸不锈钢方丝。

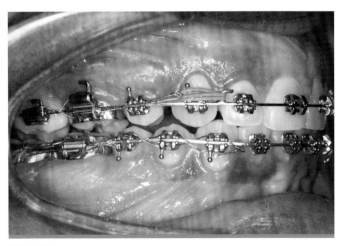

图2.166

图2.166~图2.168

正面和侧面口内像显示上颌再次使用 0.019 英寸 × 0.025 英寸方丝，其中上切牙加入根腭向转矩，力求加大切牙覆盖，以利于进一步内收上前牙，治疗完成时磨牙呈远中关系。

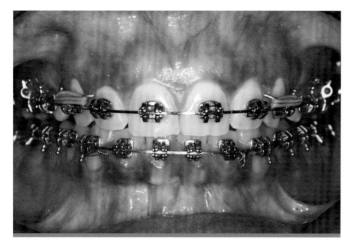

图2.162

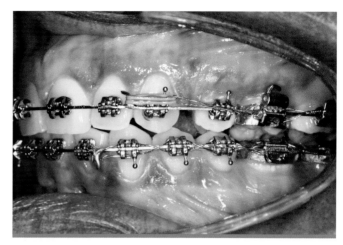

图2.163

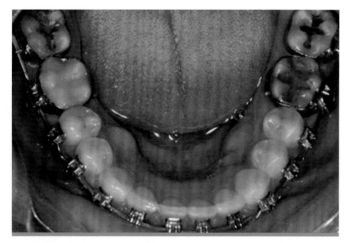

图2.165

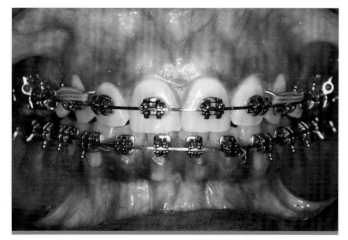

图2.167

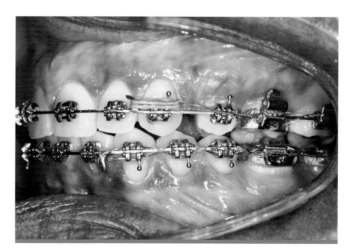

图2.168

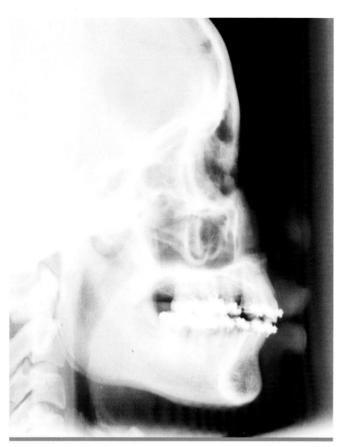

图2.169

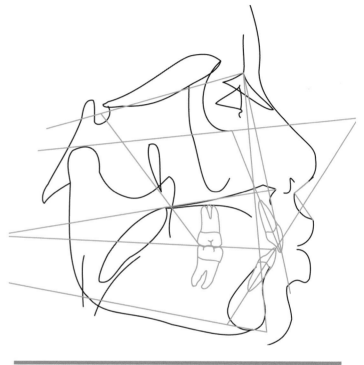

图2.170

**图2.169~图2.171**

治疗中侧位片、描迹图和分析说明需要附加上切牙根腭向
转矩。

| | |
|---|---|
| SNA∠ | 88° |
| SNB∠ | 80° |
| ANB∠ | 8° |
| A-N⊥FH | 7mm |
| Po-N⊥FH | 0mm |
| Wits | 1mm |
| GoGn SN∠ | 24° |
| FH Mx∠ | 16° |
| Mx Md∠ | 19° |
| U1 to A-Po | 6mm |
| L1 to A-Po | 3mm |
| U1 to Mx plane∠ | 103° |
| L1 to Md plane∠ | 110° |
| **Facial analysis** | |
| Nasolabial∠ | 92° |
| NA⊥nose∠ | 25mm |
| Lip thickness | 12.5mm |

图2.171

治疗前 ——————
治疗中 ——————

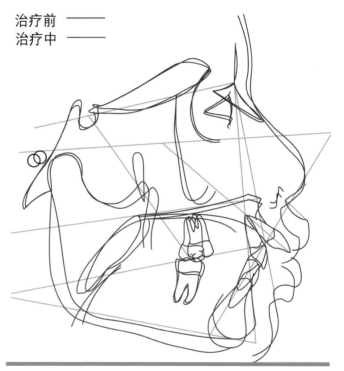

图2.172

图2.172
治疗前和治疗中头影描迹图重叠。治疗中下颌有顺时针旋转。由于上切牙腭侧倾斜，A 点后移、下移。

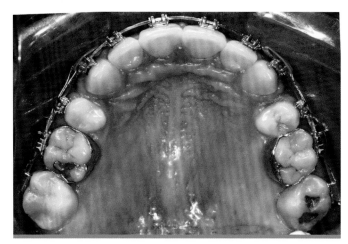

图2.173

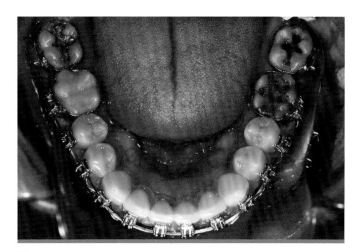

图2.174

图2.173, 图2.174

殆面像显示上颌第一前磨牙拔牙后的间隙关闭阶段。

图2.176~图2.178

正面和侧面口内像显示额外增加上切牙根腭向转矩的 0.019 英寸 × 0.025 英寸不锈钢方丝，前牙内收系统使得切牙唇倾度有所改善。

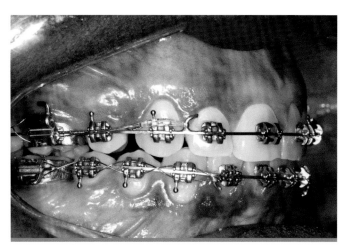

图2.176

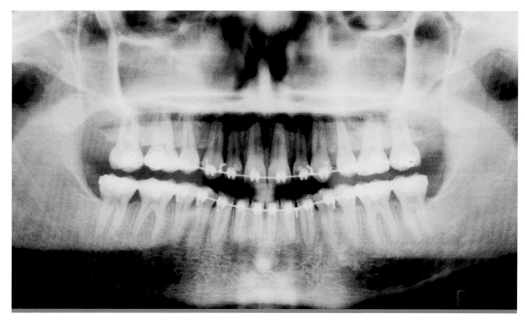

图2.175

图2.175
全景片显示达到了各牙牙根平行。

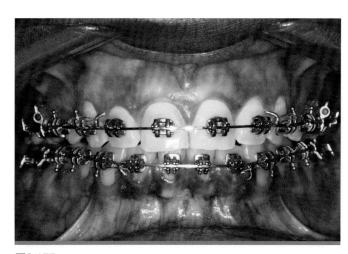

图2.177

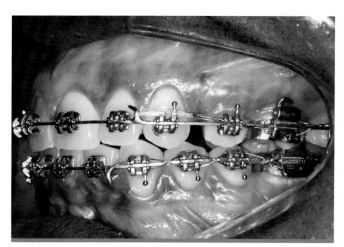

图2.178

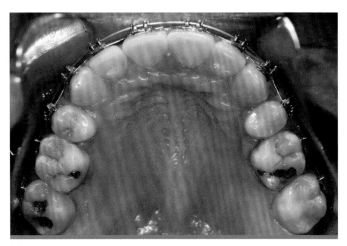

图2.179

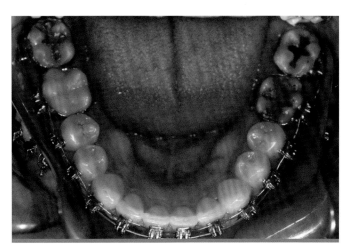

图2.180

**图2.179, 图2.180**

口内𬌗面像说明了 MBT™ 矫治器系统的多用性。下颌第
二磨牙颊面管被粘结在对侧上颌第一、二磨牙上。上颌使
用 0.018 英寸镍钛圆丝，下颌使用 0.019 英寸 × 0.025 英
寸不锈钢方丝。

**图2.182～图2.184**

MBT™ 矫治器系统的多用性：下颌第二磨牙颊面管被粘结
在对侧上颌第一、二磨牙上，使用 0.018 英寸镍钛圆丝重
新整平牙弓。

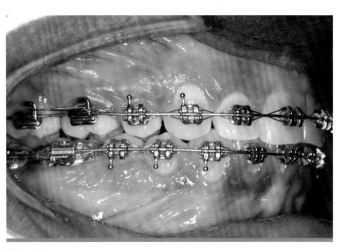

图2.182

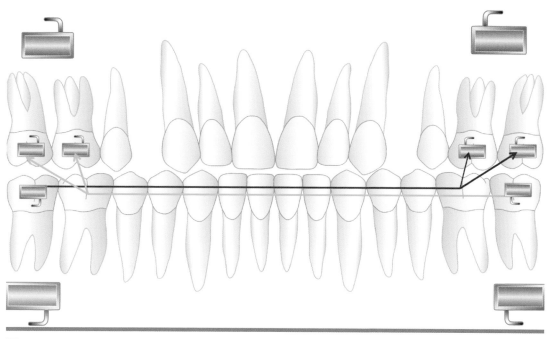

图2.181

图2.181
MBT™ 系统矫治器多用性的图解。

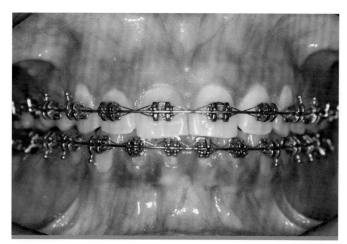

图2.183

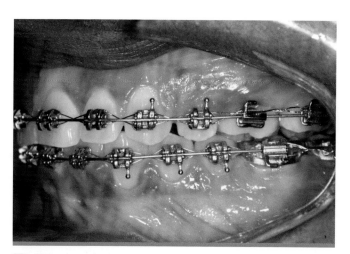

图2.184

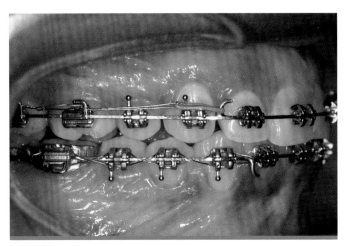

图2.185~图2.187

下一阶段的正面和侧面口内像，使用 0.019 英寸 × 0.025 英寸不锈钢方丝继续内收，关闭最后剩余间隙。

图2.185

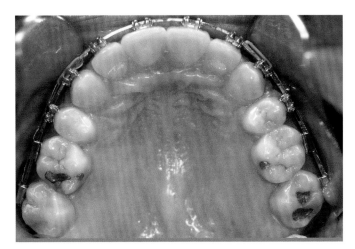

图2.188, 图2.189

殆面像显示上下颌都为 0.019 英寸 × 0.025 英寸不锈钢方丝。上颌磨牙没有旋转，使得第一第二磨牙的接触点能够位于颊侧。磨牙旋转不超过 10°，可以减少近远中径大约 2 mm。

图2.188

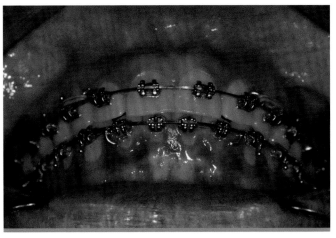

图2.190~图2.192

图 2.190 显示治疗完成后建立良好的切牙切导和侧方运动的尖牙引导。图 2.191 和图 2.192 显示平坦的 Spee 曲线。

图2.190

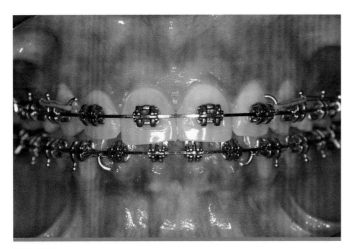

图2.186

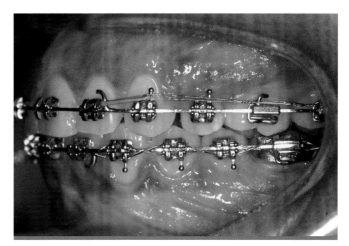

图2.187

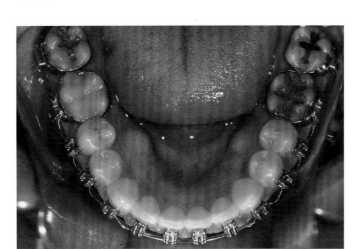

图2.189

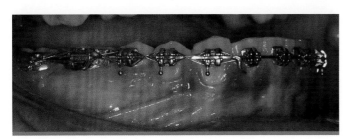

图2.191

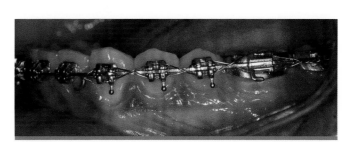

图2.192

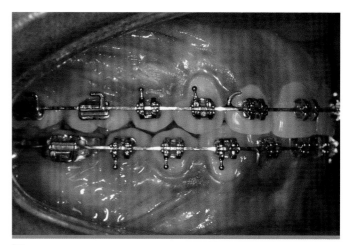

图2.193

图2.193~图2.195

用 0.019 英寸 × 0.025 英寸不锈钢方丝继续最后间隙的关闭。上颌仍利用了 MBT™ 系统矫治器的多用性。

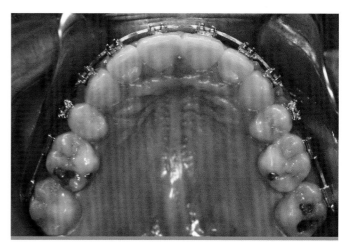

图2.196

图2.196, 图2.197

间隙关闭后的𬌗面像，牙弓形态和接触点建立良好。

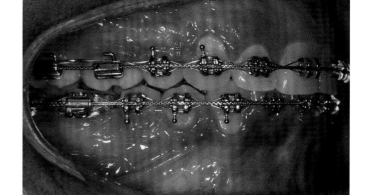

图2.198

图2.198~图2.200

用 0.019 英寸 × 0.025 英寸麻花方丝调整咬合。在弓丝入槽之前用 0.008 英寸结扎丝尖牙向后被动结扎。

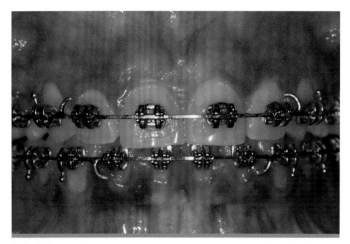

图2.194

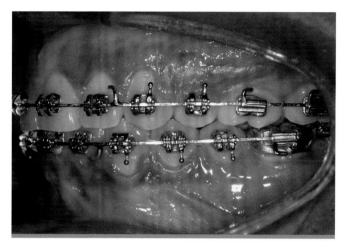

图2.195

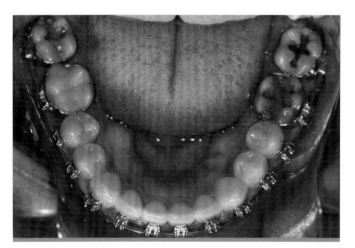

图2.197

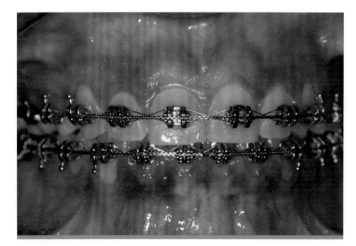

图2.199

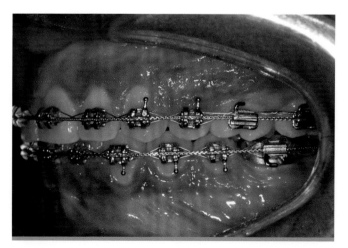

图2.200

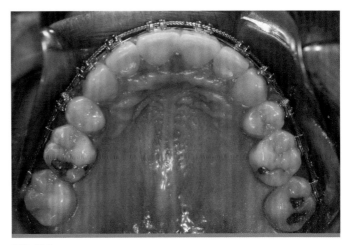

图2.201, 图2.202

上下颌使用 0.019 英寸 × 0.025 英寸麻花方丝的𬌗面像。

图2.201

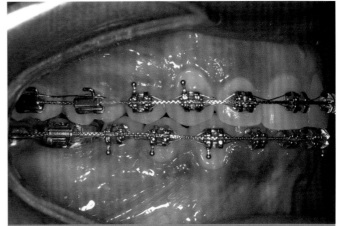

图2.203~图2.205

3/16(4 盎司力值 ) 颌间牵引做后期咬合调整，使用 0.019 英寸 × 0.025 英寸麻花方丝。继续用 0.008 英寸结扎丝使尖牙被动向后结扎。

图2.203

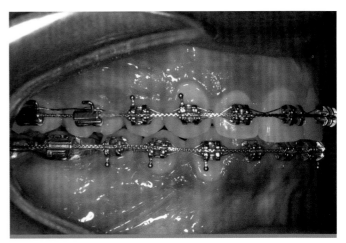

图2.206~图2.208

正面和侧面口内像显示颌间牵引 1 个月后的咬合。

图2.206

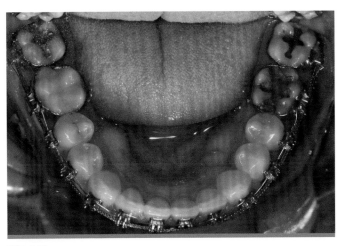

图2.202

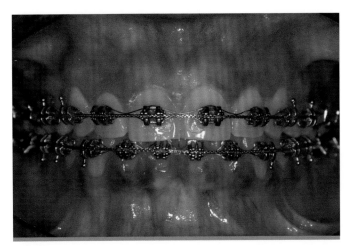

图2.204

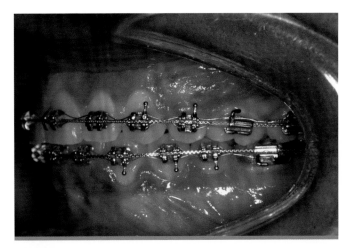

图2.205

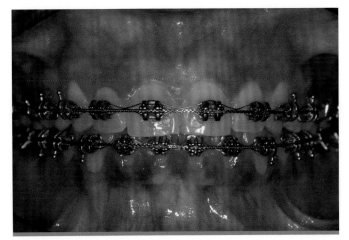

图2.207

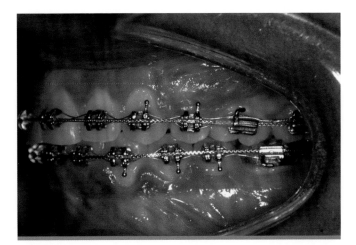

图2.208

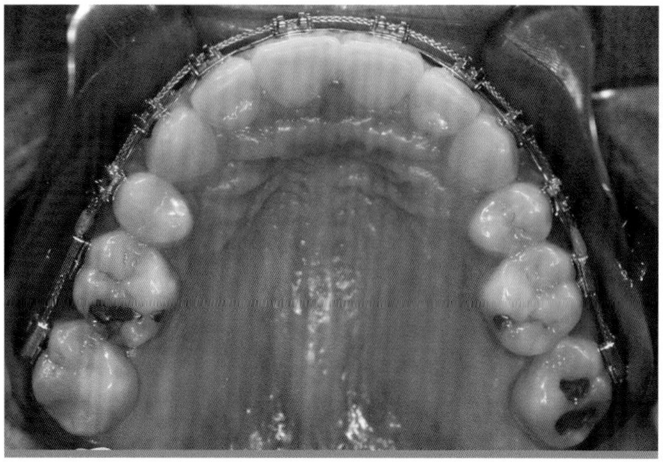

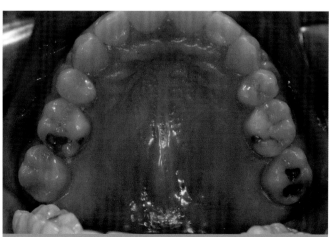

图2.209

图2.209, 图2.210
治疗结束的𬌗面像。

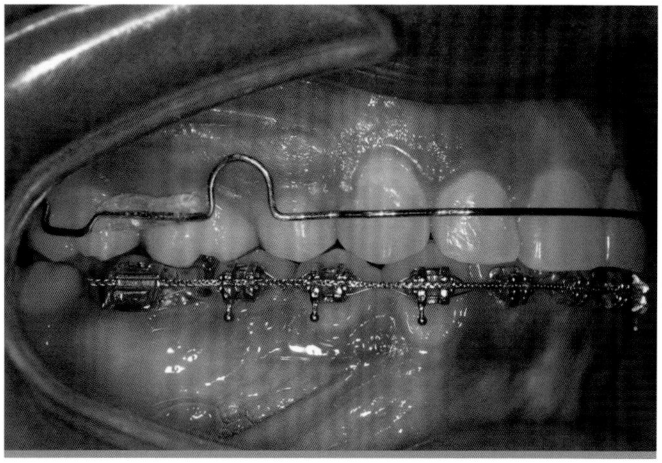

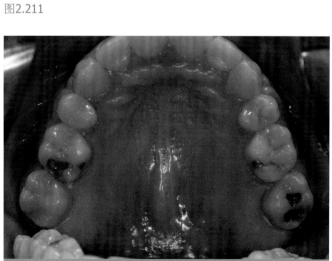

图2.211

图2.211~图2.213
拆除固定矫治器。首先拆除上颌矫治器，配合哈雷保持器。
接着拆除下颌第二磨牙带环。

图2.214

图2.214, 图2.215
拆除上颌固定矫治器和下颌第二磨牙带环的𬌗面像。

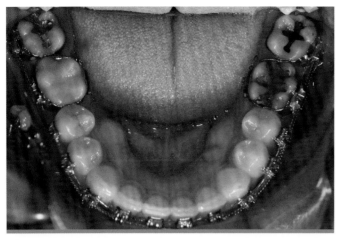

图2.210

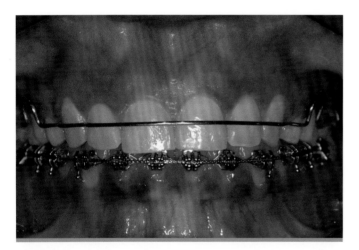

图2.212

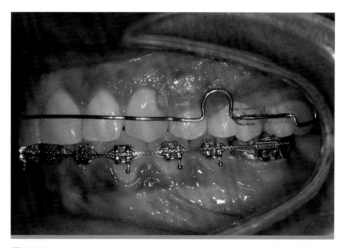

图2.213

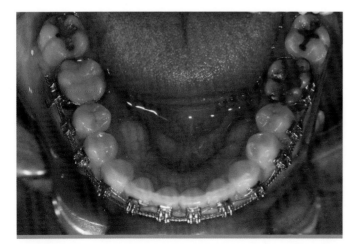

图2.215

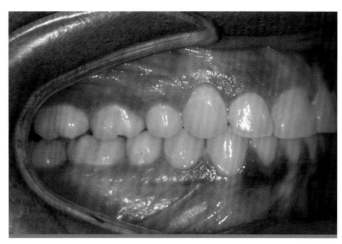

图2.216~图2.218

拆除下颌矫治器并且下牙弓粘结 3-3 舌侧固定保持器。最后达到磨牙远中关系，尖牙中性关系。开𬌗和中线偏移都被纠正。

图2.216

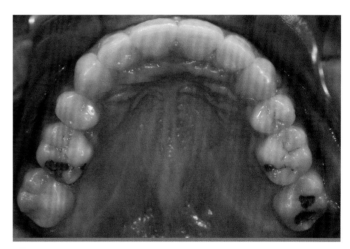

图2.219

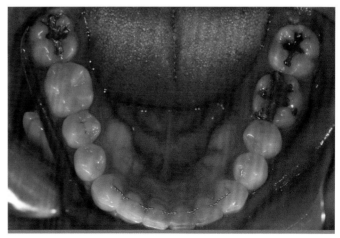

图2.219, 图2.220

治疗结束后上下颌的𬌗面像。

图2.220

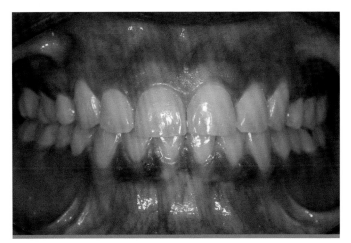

图2.217

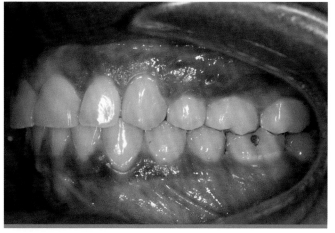

图2.218

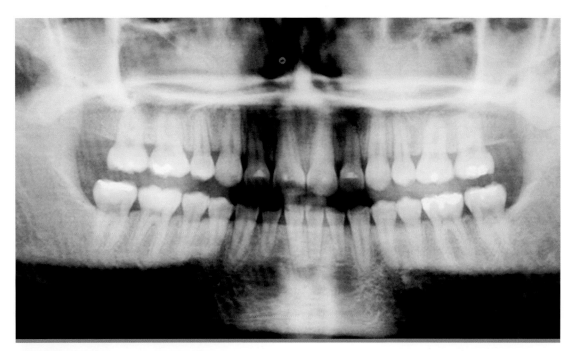

图2.221

**图2.221**

治疗结束的全景片显示牙根的平行度。矫治深覆𬌗使用了垂直矫治力，下颌切牙根尖变钝。

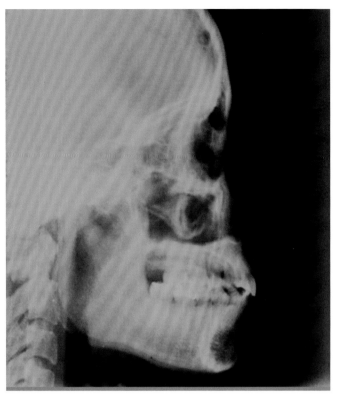

图2.222

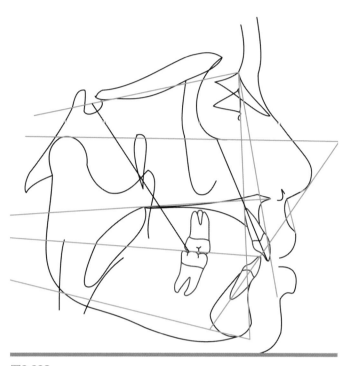

图2.223

**图2.222~图2.224**
治疗结束的侧位片、描迹图和分析结果显示切牙在上下颌基骨上位置良好。

**图2.226, 图2.227**
治疗完成的面像显示良好的面部对称和唇部闭合。

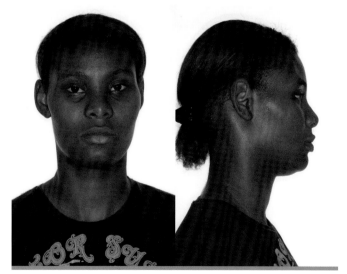

图2.226          图2.227

| SNA∠ | 88° |
|---|---|
| SNB∠ | 80° |
| ANB∠ | 8° |
| A-N⊥FH | 7mm |
| Po-N⊥FH | 0mm |
| Wits | 2mm |
| GoGn SN∠ | 24° |
| FH Md∠ | 24° |
| Mx Md∠ | 18° |
| U1 to A-Po | 5mm |
| L1 to A-Po | 5mm |
| U1 to Mx plane∠ | 119° |
| L1 to Md plane∠ | 111° |
| | |
| **Facial analysis** | |
| Nasolabial∠ | 102° |
| NA⊥nose∠ | 25mm |
| Lip thickness | 12.5mm |

图2.224

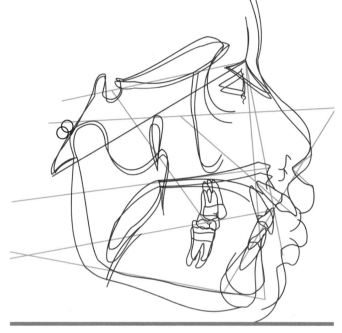

图2.225

**图2.225**

初始和结束头影测量的重叠描迹图证实了治疗中头影测量
描迹图观察到的下颌骨顺时针旋转。A 点后移，上切牙腭
向倾斜，下切牙也显示了舌向倾斜。

**图2.228, 图2.229**

治疗结束的面像显示了很好的微笑线。

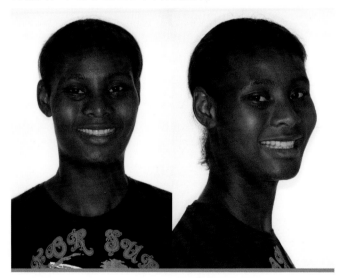

图2.228　　　　　　　　　图2.229

# CHAPTER 3

第三章
拔除第二磨牙的治疗方法

## 简 介

在寻求正畸治疗的患者中有相当一部分存在着安氏Ⅱ类或者安氏Ⅲ类的矢状向不调，并伴有轻度或中度的侧貌不理想。虽然每一个正畸病例都不外乎三种安氏错𬌗畸形的范畴，但是又各有不同，因此治疗方案应该因人而异。在制定一个具有可行性的治疗计划时考虑到这一点则可以避免不适当的治疗，减少失误。

拔除第二磨牙的目的是：

- 为牙弓后段创造间隙。

- 有利于直立近中倾斜的第一磨牙。

- 避免第三磨牙阻生。

需要指出的是，拔除第二磨牙的治疗方法并非常规的正畸治疗选择，因此，大多数临床医生常常不确定是否应该选择这一方案。尽管目前尚缺乏有说服力的文献证明这一治疗方法的可行性，但是在许多介绍拔除第二磨牙治疗的报告中详细描述了临床实际病例采用该治疗方案后的矫治过程。事实上，对于安氏Ⅱ类及Ⅲ类错𬌗畸形矫治，为了达到如前所述的矫治目的，完全可以拔除第二磨牙。但是在拔除之前必须确定第三磨牙牙胚已经发育，并且可以发育成具有良好冠部形态和大小的第三恒磨牙[1]（图3.1）。

上下颌第三磨牙常有明显的形态差异，如小而畸形的牙冠，甚至有相当一部分患者常缺失第三磨牙。第二磨牙拔除的适应证十分严格，患者必须拥有良好的第三磨牙。因为在治疗过程中，患者的第三磨牙将会替代已经拔除的第二磨牙（详见下文）。根据 Richardson 和 Richardson[2] 的报道，在严格挑选病例后，他们发现在拔除第二磨牙后，90% 患者的第三磨牙会在一个理想的位置萌出，而这一过程不需要施加任何正畸作用力。

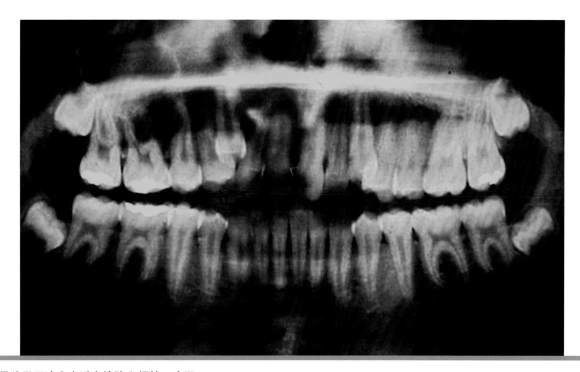

图 3.1 全景片显示该患者适合拔除上颌第二磨牙。

## 第二、第三磨牙的发育

第二磨牙位于上下牙弓各象限中的第七位，其形态类似于第一磨牙，但相对较小，因此在描述该牙齿时经常从功能和发育角度将其和第一磨牙进行比较。1935 年，Schwartz[3] 测量了第二磨牙牙冠的大小并发现，其冠的高度介于 5.7~8.3 mm，近远中宽度介于 6.5~10.5 mm。

第二磨牙也是各象限中第七个萌出的牙齿，其萌出通常发生于第二前磨牙萌出后，集中在 11~13 岁年龄阶段，具体萌出时间因性别也有所差异。但在正常情况下，下颌第二磨牙较上颌第二磨牙早萌出数月或半年（图 3.2～ 图 3.4 ）。而另外一个影响第二磨牙萌出的重要因素是是否有合适的空间。

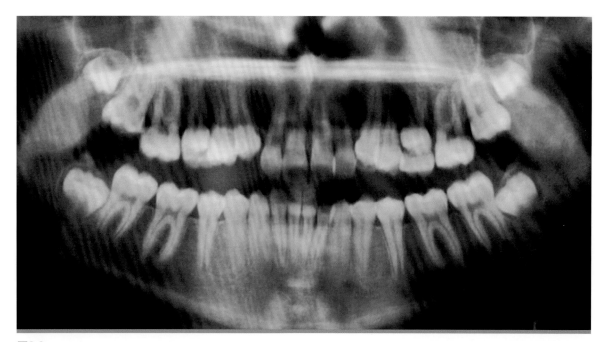

图3.2

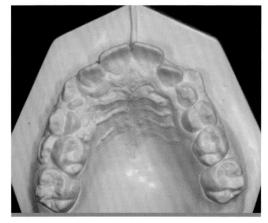

图3.3

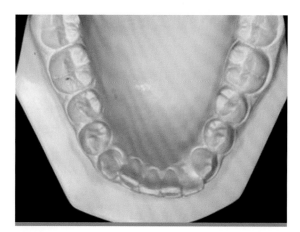

图3.4

图 3.2~ 图 3.4 全景片及模型显示下颌第二磨牙通常早于上颌第二磨牙萌出。

在牙弓中，上颌第三磨牙是形态变化最大的牙齿，其近远中宽度介于 6.5~11.5 mm。1976 年，Della Serra[4] 研究发现上颌第三磨牙牙冠形态差异较大，从正常磨牙形态到圆锥形等均有。需要说明的是，该磨牙通常情况下相对较小，形态简单。同时第三磨牙牙冠经常颊向倾斜或者远中倾斜。由于第三磨牙的解剖形态和萌出位置具有多样性，而第三磨牙的形态和大小是治疗成功的关键因素，因此在选择采用第二磨牙拔除的病例时需要十分慎重。

在牙胚形成的早期，上颌第三磨牙的牙冠向远中倾斜（图 3.5），但是这种趋势随着上颌结节的发育逐渐消失。如果上颌结节处发育不足，则第三磨牙阻生极易发生。如果在第三磨牙发育时第一和第二磨牙远中倾斜，则第三磨牙是否发生阻生由牙弓后段长度的丧失量决定。

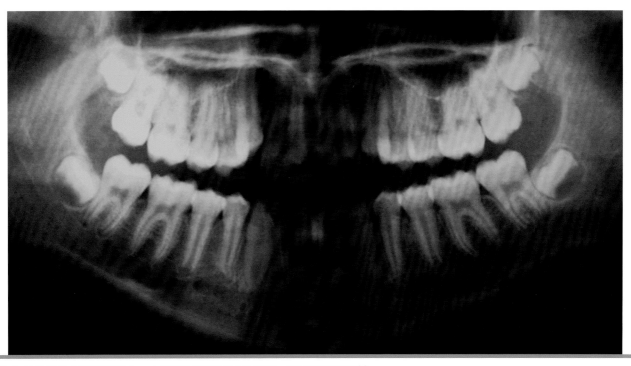

图 3.5 全景片显示由于间隙较少，上颌第三磨牙形成早期时，其牙冠远中倾斜。

在钙化早期，下颌第三磨牙殆面常近中舌向倾斜。其萌出空间与下颌骨体部与下颌升支的发育息息相关：随着下颌升支前缘骨质不断吸收，后缘骨质不断沉积，增加了下颌骨体的长度以利于下颌磨牙拥有足够空间萌出。

但是即使间隙足够，下颌第三磨牙的萌出仍具有许多不确定因素，不能保证其能在理想位置萌出。第三磨牙发生阻生的原因不仅仅有可能是牙弓后段萌出间隙不足，而且也有可能是由其牙体长轴的倾斜角度造成的。防止第三磨牙阻生的最佳方法是拔除第二磨牙，拔除时期应选择在第三磨牙牙根发育时期（图 3.6）。

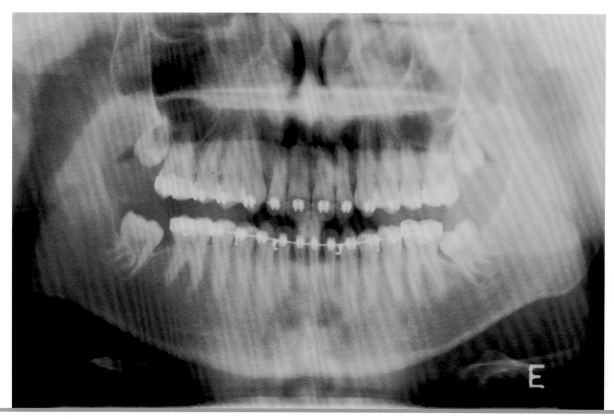

图 3.6 全景片显示第二磨牙拔除后所提供的间隙，足以使第一磨牙远中移动并能够让第三磨牙顺利萌出。

## 为什么需要拔除第二磨牙

在临床治疗病例中有相当一部分患者属于安氏 II 类错𬌗畸形，患者往往抱怨侧貌不够美观而前来求诊，这也是最为常见的求诊主诉。虽然安氏 II 类患者最佳的矫治时期是替牙期，但是患者很少选择在此时期进行正畸治疗，而是推迟至青春期阶段前来治疗，而这一时期恰恰是患者配合度较差的时期。在处于青春期阶段的安氏 II 类病例中，采用拔除第二磨牙的方法不失为一种行之有效的治疗手段[1]。

正如在前文中所提出的，拔除第二磨牙的主要目的是防止第三磨牙阻生（图 3.7），并有利于第一磨牙的直立。

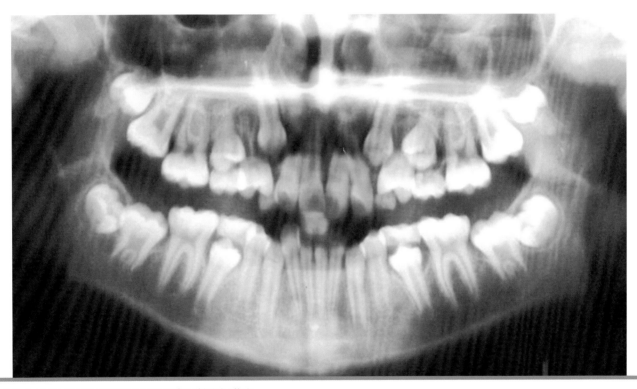

图 3.7 全景片显示第二及第三磨牙没有足够空间萌出。

拔牙间隙为牙弓后段所提供的空间将第三磨牙与其余牙齿隔离，有利于第三磨牙近中𬌗向移动，其萌出后与第一磨牙的远中相接触，从而替代已拔除的第二磨牙（图 3.8~ 图 3.12）。而第三磨牙良好的形态和大小也是作为替代第二磨牙的必要条件。

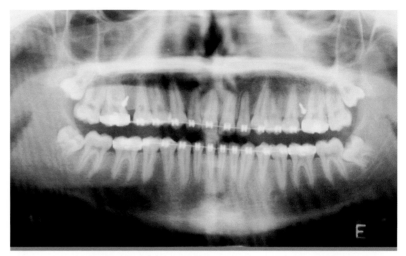

图3.8

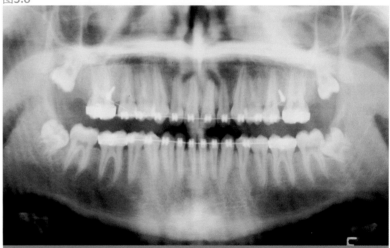

图3.9

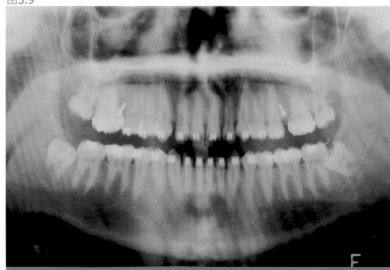

图3.10

图 3.8~ 图 3.10 该患者拔除上颌第二磨牙后，为第三磨牙萌出开拓了足够空间。

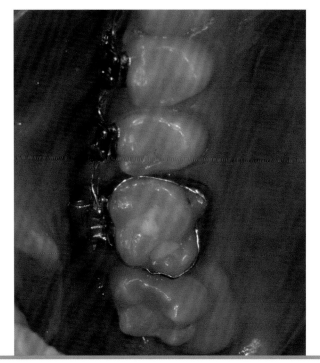

图3.11

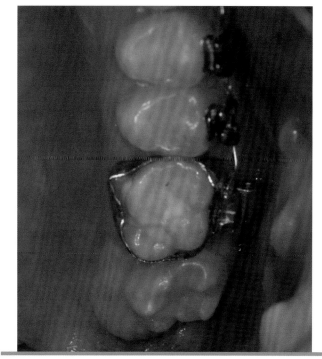

图3.12

图 3.11, 图 3.12 治疗结束时的殆面像显示第三磨牙完全萌出，排列整齐并与第一磨牙接触良好。

虽然目前，有很多远移第一磨牙的矫治方法，但是在某些病例中大量远中移动第一磨牙可能会造成第三磨牙的阻生。因此，如果有磨牙必须要拔除，为什么不选择拔除第二磨牙？这种治疗方法将十分有利于第一磨牙的移动并同时缩短疗程。

接触点的确定是另一个非常重要的因素，而且其在矫正最终阶段显得更为重要，因为所拔除的第二磨牙位于牙弓的远中端而非牙列中段。观察拔除第二磨牙的病例的牙弓，从临床检查来看并不像是拔除了第二磨牙，这归功于

第三磨牙能够萌出到理想的位置并能够与第一磨牙远中端相接触。

当四颗第二磨牙被拔除后，患者治疗结束时其口腔内部还剩 28 颗牙齿。因此，如果患者在前磨牙或磨牙区存在拥挤，临床医师可以选择通过拔除第二磨牙，为排齐拥挤的牙弓中后段提供足够的间隙（图 3.13～图 3.17）并同时能够防止第三磨牙阻生。

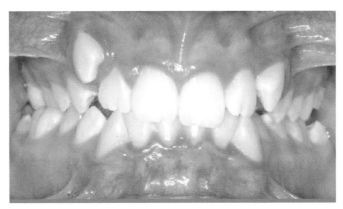

图3.13

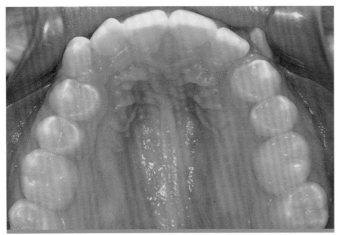

图3.14

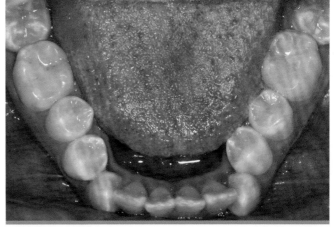

图3.15

图 3.13~ 图 3.15 口内上下殆面像和正面像显示拔除上下颌第二磨牙推第一磨牙远移的正畸治疗前。

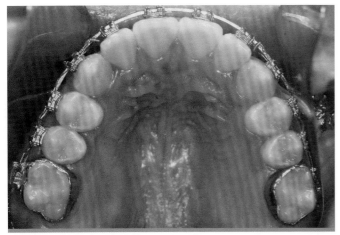

图3.16

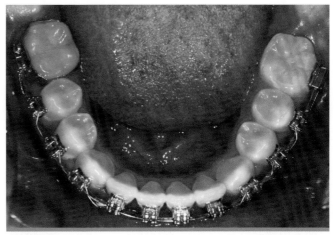

图3.17

图 3.16, 图 3.17 矫治结束前殆面像显示第三磨牙萌出前牙齿排列整齐，接触良好。矫治器将在这一阶段被拆除，以待第三磨牙萌出。

但是，值得注意的是第二磨牙的拔除并不能代替拔除前磨牙，这两种治疗的适应证是不同的，总结如下[4,5]：

- 拔除第二磨牙适用于安氏Ⅱ类或Ⅲ类错𬌗畸形中需要远中移动第一磨牙的患者。

- 拔除前磨牙适用于高角病例，牙弓前段严重拥挤、切牙前突以及唇肌力量不足的患者。

## 何时拔除第二磨牙

在拔除第二磨牙之前，必须比较第二、第三磨牙的牙冠近远中宽度以及第三磨牙牙胚的生长状态。通过拍摄全景片可以检测牙弓后段的情况，包括第三磨牙的大小、牙根钙化情况、其牙胚与第二磨牙牙根的关系[6]。如果全景片不够清晰，较难观测出第三磨牙的牙胚情况时，可以选择拍摄根尖片。因此，对于第三磨牙形态的预测是治疗成功的关键因素。

如前所述，拔除第二磨牙的最佳时期是第三磨牙牙冠发育完成，其根部发育至1/3处时[7]。此时拔除第二磨牙后，随着患者的生长发育，第三磨牙会向近中移动，在原第二磨牙处萌出并与第一磨牙远中相接触。在超过90%的拔除第二磨牙的病例中，第三磨牙能够恰当或较好地萌出于原第二磨牙的位置。有些上颌第三磨牙萌出后会发生锁𬌗的现象，因此需要通过必要的正畸治疗进行矫正。

在某些第三磨牙发育较迟的患者中，矫治结束时第三磨牙尚未萌出，待其彻底萌出可能需要2年的时间，因此拆除下颌矫治器时需要保留磨牙上的带环或颊面管，防止当上颌第三磨牙尚未彻底萌出，下颌第三磨牙因为没有对颌牙而伸长（图3.18，图3.19）。

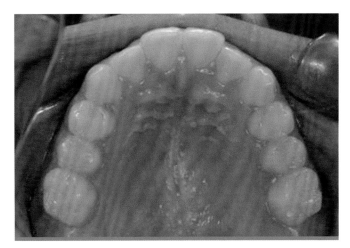

图3.18

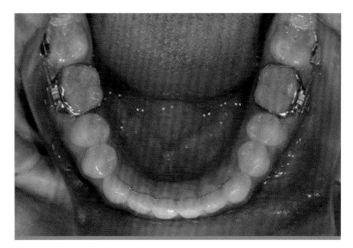

图3.19

图 3.18, 图 3.19 在等待上颌第三磨牙萌出期间，可以利用第一磨牙直立带环与第二磨牙颊面管相连接以防止下颌第二磨牙伸长。

## 拔除第二磨牙的患者临床特征

针对处于青春期的安氏 II 类错𬌗畸形患者可以采用拔除第二磨牙的治疗方法，但是对于这类患者在治疗前必须对其进行形态特征测量，并且应该仔细分析拔除第二磨牙后是否会影响最终的咬合关系。因此，选择合适的患者对于治疗的成功显得尤为重要。

Graber[8] 的研究表明，拔除上颌第二磨牙可以缩短安氏 II 类 1 分类错𬌗畸形的正畸疗程，他同时也强调拔除第二磨牙的患者需要满足以下条件：

- 浅覆𬌗；

- 上颌切牙过度唇倾；

- 第三磨牙在位，形态大小理想。

现代正畸治疗致力于患者颜面软组织特征的研究，包括对咀嚼肌的肌肉分型等。对于中等偏长或长面型的患者可以采用拔除第二磨牙的治疗方法[9]。但是需要注意的是，该方法并不适用于短面型和深覆𬌗的患者，因为矫正时会造成颌骨的顺时针旋转致使覆𬌗进一步加深[10]。在这些病例中，必要的矫治手段可以避免这些副反应的发生，例如在下颌弓丝制备反 Spee 曲防止咬合加深。

另一个值得注意的是下颌牙弓的稳定性。下颌牙弓前段必须没有或只有轻微的拥挤，切牙的轴倾度理想。对于下牙弓的拥挤和（或）前牙前突前倾的患者需要通过拔除前磨牙来矫正错𬌗畸形，稳定下牙弓，而拔除第二磨牙并不适合这些病例。

考虑到上下牙弓之间的协调性，拔除第二磨牙的矫治方法适用于严重的安氏 II 类错𬌗畸形患者（超过 50% 的患者）。而轻微矢状向不调的患者，可以采用传统的矫治方法远中移动上颌第一磨牙。

总之，适用于拔除第二磨牙矫治方法的患者必须符合以下条件：

- 处于青春期；

- 中等偏长或长面型；

- 第三磨牙在位，形态大小理想；

- 上下牙弓间重度安氏 II 类关系；

- 稳定的下颌牙弓（仅伴有轻度的牙弓长度不调）。

## 远移上颌第一磨牙

Andrews[11] 在直丝弓矫治器的研究过程中发现因为咀嚼肌的运动，造成上下牙列整体在矢状向移动，牙冠生理条件下均向近中倾斜的现象。尽管可以采用很多办法使牙齿向远中移动，但是这种移动是违反生长趋势的，很难达到理想的效果。因此，有时需要通过拔除第二磨牙或第三磨牙为牙弓远中端提供足够的间隙以有利于第一磨牙的远中移动[12]。远中移动牙齿的方法根据患者的情况各有不同，必须参照患者的软组织面型，并且不同的正畸医生会选择不同的方法。市面上有许多种类的矫治器可以推上颌第一磨牙远移，例如头帽颈带、滑动杆伴Ⅱ类牵引、微种植钉等（图 3.20~ 图 3.22 ）。拔除第二磨牙后，牙弓后段的阻力降低，并拥有足够的间隙，因此远移第一磨牙的难度大大下降，同时可以避免第三磨牙发生阻生，而后快速建立Ⅰ类咬合关系，最终使疗程缩短。

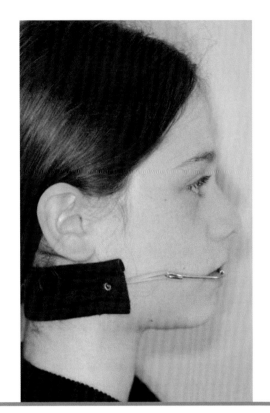

图3.20

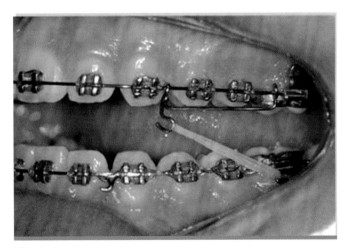

图3.21

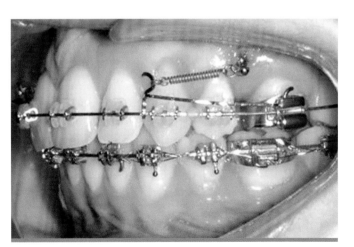

图3.22

图 3.20~ 图 3.22 利用头帽联合带有滑动杆的Ⅱ类牵引远中移动上颌第一磨牙。3.22 示在磨牙近中植入种植钉并联合应用滑动杆。

## 第二磨牙拔除后第三磨牙的萌出

根据临床经验，在拔除第二磨牙后，绝大多数患者的第三磨牙都能够理想萌出。当第三磨牙牙根尚未形成时拔除第二磨牙，第三磨牙的萌出将加快，一般在治疗末期固定矫治器还未拆除时就会基本萌出。如果第二磨牙拔除而第三磨牙发育迟缓，但是其他牙齿的矫治目标已经达到，即使第三磨牙还未萌出，矫治器仍可拆除（图 3.23~ 图 3.28 ）。

如前所述，超过 90% 上颌第二磨牙拔除病例的上颌第三磨牙都能够较好地萌出。部分病例的上颌第三磨牙萌出后会发生锁𬌗，因此必要时可在磨牙上粘结颊面管进行矫正 [2, 13]。

另一个值得注意的问题是：第二磨牙拔除后，第三磨牙牙根的继续发育情况。众所周知，一般情况下，由于牙弓后段的萌出空间不足，第三磨牙的牙根便会倾斜发育，从而造成根部解剖形态的多变。因此，当第二磨牙拔除后，第三磨牙在牙弓后段拥有足够的萌出空间，有利于其根部的正常发育。

Cavanaugh[14] 研究 25 例拔除第二磨牙正畸患者的临床及 X 线片数据发现，这些病例中没有一例发生第三磨牙阻生，极少发生融合根以及第三磨牙牙根的近远中倾斜。他认为如果病例选择恰当，拔除第二磨牙常常是最佳治疗方案，其疗效是可靠的。

Zanelato[15] 于 2007 年在模型上研究了已拔除第二磨牙患者的第三磨牙萌出位置，并将其与个别正常𬌗人群第三磨牙的萌出位置进行比较。研究结果发现，取代了第二磨牙的第三磨牙牙根显示出良好的近远中及颊舌向位置。第三磨牙临床冠的形态和大小均十分理想，不存在性别差异。两组间第三磨牙临床冠高度没有统计学差异。

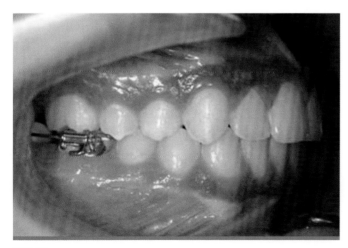

图3.23

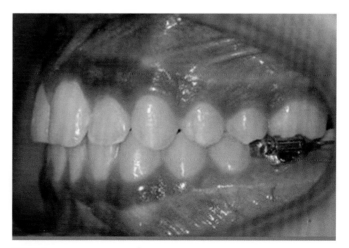

图3.24

图 3.23, 图 3.24 矫治结束时在上颌第三磨牙萌出前的口内侧面像，下颌第一磨牙及第二磨牙的颊面管保留至第三磨牙彻底萌出。

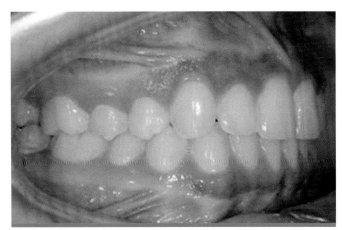

图3.25

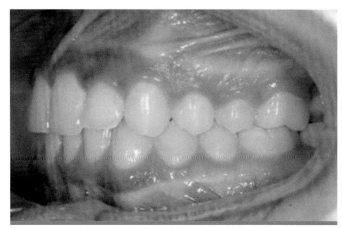

图3.26

图 3.25，图 3.26 固定矫治器拆除后 5 年的口内侧面像。咬合稳定，尖牙、前磨牙、磨牙关系及中线理想，覆𬌗覆盖稳定。

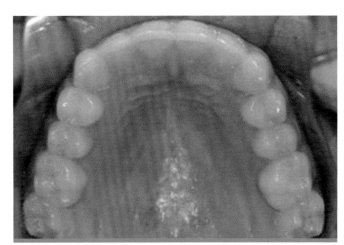

图3.27

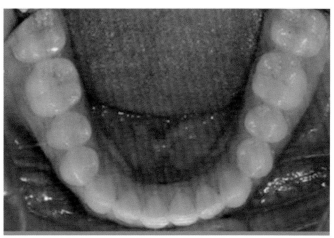

图3.28

图 3.27，图 3.28 固定矫治器拆除后 5 年的口内上下颌𬌗面像。下颌为 3-3 固定保持。注意上下颌 28 颗牙齿拥有理想的牙弓形态以及稳定的接触。

# 参考文献

1. Zanelato R C, Trevisi H J, Zanelato A C T. Extração dos segundos molares superiores: uma nova abordagem para tratamentos da Classe I I, em pacientes adolescentes. Revista Dental Press de Ortodontia e Ortopedia Facial, 2000, 5:64–75

2. Richardson M E, Richardson A. Lower third molar development subsequent to second molar extraction. American Journal of Orthodontics and Dentofacial Orthopedics, 1993, 104:566–574

3. Schwartz J R. Practical dental: anatomy and tooth carving. Dental Items of Interest. New York: Henry Kimpton's Medical Publishing House, 1935

4. Della Serra O. Anatomia dental, 2nd ed. São Paulo: Artes Médicas, 1976, 318

5. Bennett J C, McLaughlin R P. O tratamento ortodôntico da dentição com aparelho pré-ajustado. São Paulo: Artes Médicas, 1998

6. Janson G. Influência do padrão facial na decisão de extrações. Revista Dental Press de Ortodontia e Ortopedia Facial, 2002, 7:41–47

7. Rosé M M, Verdon P. Ortodoncia de Mollin: técnica e interpretacíon filosófica. Buenos Aires: Adrogué Gráfica, 1983

8. Graber T M. Maxillary second molar extractions in Class II malocclusion. American Journal of Orthodontics and Dentofacial Orthopedics, 1969, 56:331–353

9. Crepaldi A. Avaliação das medidas cefalométricas verticais, padrão Trevisi, dos pacientes tratados com extração dos segundos molares superiores permanentes. Trabalho de Conclusão de Curso (Especialização em Ortodontia), Universidade de Cuiabá, 1999

10. Woelfel J B, Scheid R C. Anatomia dental: sua relevância para a Odontologia, 5th ed. Rio de Janeiro: Guanabara Koogan, 2000, 151

11. Andrews L F. Straight wire: the concept and appliance. San Diego: L A Wells, 1989

12. Zanelato R C. Entrevista. Revista Dental Press de Ortodontia e Ortopedia Facial, 2003, 2:5–8

13. Richardson M E. O terceiro molar: uma perspectiva ortodôntica. Revista Dental Press de Ortodontia e Ortopedia Facial, 1998, 3:103–117

14. Cavanaugh J J. Third molar changes following second molar extractions. Angle Orthodontist, 1985, 55:70–76

15. Zanelato R C. Evaluación de las coronas de los primeros e terceros molares superiores. Revista Española de Ortodoncia, 2007, 37:79–101

# 第三章 临床病例 1

**姓名**：**CCC**
**性别**：**女**
**年龄**：**15岁8个月**
**面型**：**短面型**
**骨型**：Ⅲ **类**

## 诊断

Ⅲ类牙型骨型错𬌗畸形，双侧后牙反𬌗，前牙反𬌗，上颌前牙拥挤伴左侧尖牙颊侧低位阻生，上中线左移。

## 治疗计划

拔除上下颌第二磨牙，上颌扩弓，下颌磨牙远中移动，改善上下牙弓关系，解除拥挤，排齐上前牙，恢复左侧尖牙正常牙弓位置，调正上中线，纠正前牙反𬌗。

## 矫治器

- 下颌唇挡

- 上下颌 SmartClip™ 自锁托槽

- Ⅲ类弹性牵引

- 纠正后牙反𬌗的垂直牵引

- 上颌哈雷保持器

- 下颌 3–3 固定舌侧保持器

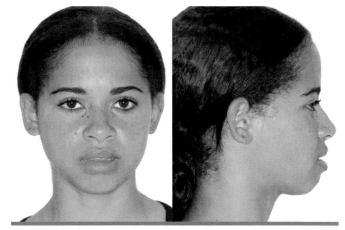

图3.29                    图3.30

图3.29, 图3.30
治疗前面像显示面部对称、轻度开唇露齿；侧貌显示Ⅲ类骨面型。

**病例报告**

治疗计划包括通过拔除上颌和下颌第二磨牙获得间隙，纠正上颌牙列的拥挤，以达到Ⅰ类咬合关系，同时做好矫治期间垂直向和水平向的充分控制。

第二磨牙拔除后，安置下颌唇挡推磨牙向远中移动。上颌粘结 SmartClip™ 自锁托槽，0.014 英寸超弹镍钛圆丝入槽扩弓。随后，上颌 0.014 英寸不锈钢圆丝弯制欧米伽曲入槽，继续解除拥挤，排齐前牙并增加牙弓长度。

排齐前牙后，在 0.016 英寸镍钛圆丝上安放推簧，为颊侧低位的尖牙开拓足够的空间并同时纠正上中线。下颌牙弓的排齐整平通过 0.014~0.016 英寸超弹镍钛圆丝序列进行。

当上颌左侧尖牙获得足够的空间，上颌重新使用 0.014 英寸超弹镍钛圆丝进一步排齐。在此阶段使用 3/16(4 盎司力值 ) 垂直牵引纠正磨牙反殆情况。

利用 0.017 英寸 × 0.025 英寸和 0.019 英寸 × 0.025 英寸的镍钛方丝整平上下牙弓。在此阶段，继续使用下颌唇挡加强下颌后牙弓支抗。由于第二磨牙的拔除以及 SmartClip™ 自锁托槽的矫治轻力使得上颌第一磨牙远中移动较为容易。

在 0.019 英寸 × 0.025 英寸不锈钢方丝的尖牙近中位置焊接牵引钩，使用 0.009 英寸的结扎丝与弹力圈相连关闭间隙。佩戴 5/16(4 盎司力值 ) 的Ⅲ类牵引纠正磨牙关系以及前牙的覆盖情况。间隙关闭后，利用 0.009 英寸的结扎丝将磨牙至尖牙近中牵引钩被动结扎，使之在咬合确立前保持稳定。在治疗结束阶段，上颌牙弓使用麻花方丝调整并利用 3/16(4 盎司力值 ) 颌间牵引稳定咬合。

达到理想的尖窝交错关系和口颌系统各部分最佳的功能运动后，将固定矫治器拆除。在此阶段治疗中，下颌右侧第三磨牙萌出并与下颌右侧第一磨牙远中接触。上颌采用哈雷保持器，下颌采用 3-3 固定舌侧保持。

矫治结束后拍摄全景片检查剩余第三磨牙的萌出情况，确定其能够与第一磨牙相接触。该病例不需要其他辅助装置来竖直第三磨牙。最终的治疗结果达到了功能和美观的目标，患者对治疗结果非常满意。

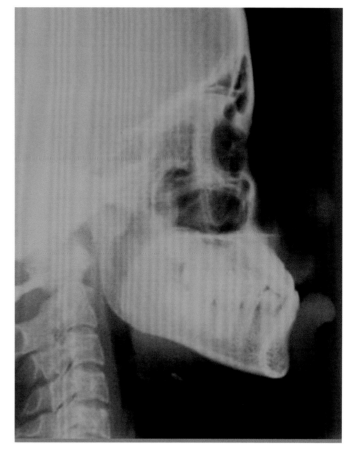

图3.31

**图3.31~图3.33**
侧位片、描迹图及分析显示Ⅲ类骨面型，Wits 值为 -5 mm，均角病例。

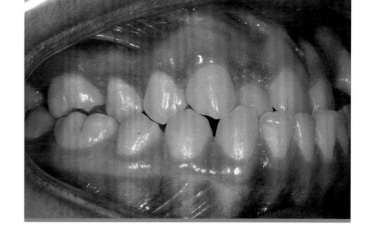

图3.34

**图3.34~图3.36**
治疗前口内像显示上颌发育不足，Ⅲ类磨牙关系。双侧后牙反𬌗，前牙反𬌗，上中线不正，上颌左侧尖牙颊侧低位阻生。

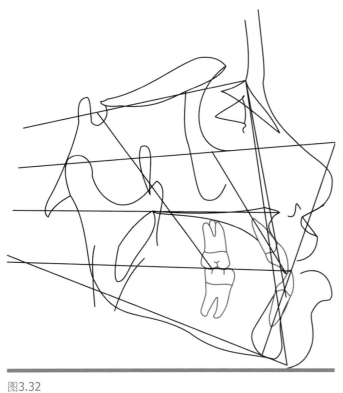

图3.32

| | |
|---|---|
| SNA∠ | 89° |
| SNB∠ | 87° |
| ANB∠ | 2° |
| A-N⊥FH | 7mm |
| Po-N⊥FH | 7mm |
| Wits | -5mm |
| GoGn SN∠ | 32° |
| FH Md∠ | 25° |
| Mx Md∠ | 20° |
| U1 to A-Po | 4mm |
| L1 to A-Po | 6mm |
| U1 to Mx plane∠ | 123° |
| L1 to Md plane∠ | 88° |
| **Facial analysis** | |
| Nasolabial∠ | 80° |
| NA⊥nose∠ | 27mm |
| Lip thickness | 13mm |

图3.33

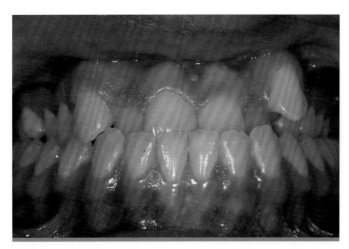

图3.35

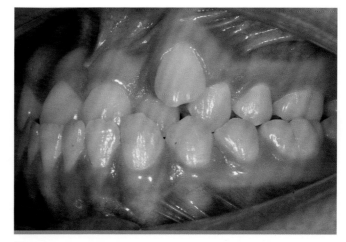

图3.36

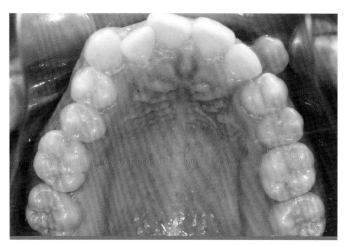

图3.37

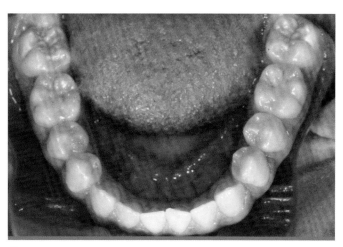

图3.38

**图3.37, 图3.38**

口内𬌗面像显示上牙弓前部拥挤，上颌左侧尖牙颊侧低位。下颌牙齿排列整齐，下前牙轴倾度正常。

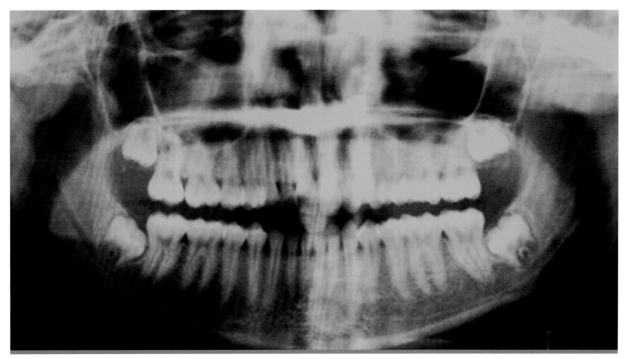

图3.39

图3.39
全景片显示第三磨牙形态大小良好，钙化至根部 1/3。

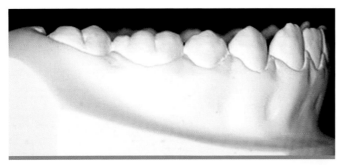

图3.40

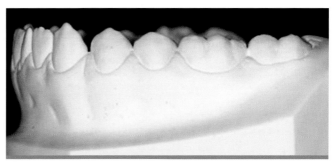

图3.41

图3.40, 图3.41
研究模型的下颌侧面观显示下颌 Spee 曲线较平整。

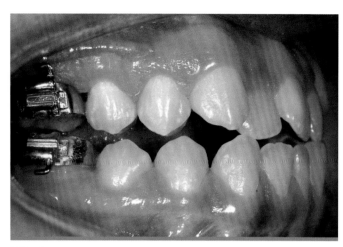

图3.42~图3.44

第一磨牙安放唇挡的双管颊面管。

图3.42

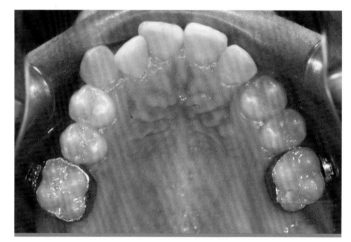

图3.45, 图3.46

上下颌牙弓的𬌗面像。第二磨牙拔除后粘结第一磨牙带环。

图3.45

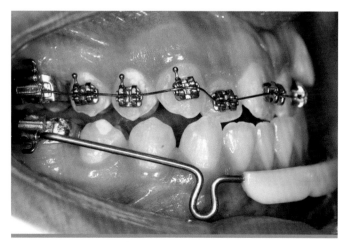

图3.47~图3.49

上牙列粘结 SmartClip™ 自锁托槽，0.014 英寸超弹镍钛圆丝开始排齐。下颌安放唇挡远移下颌第一磨牙。

图3.47

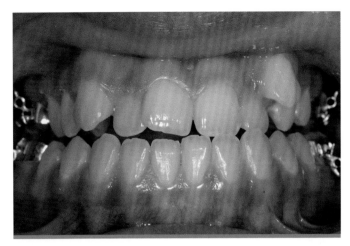

图3.43

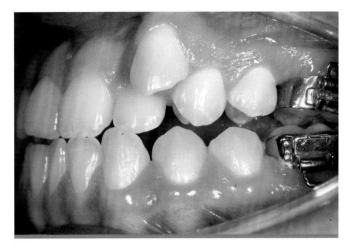

图3.44

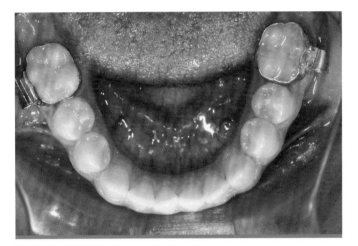

图3.46

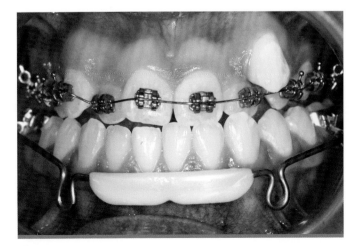

图3.48

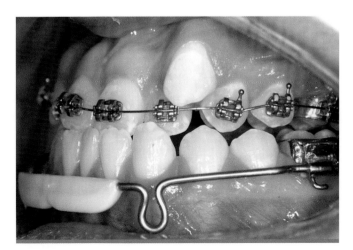

图3.49

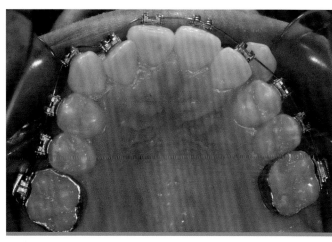

图3.50

图3.50, 图3.51
口内殆面像显示 SmartClip™ 自锁托槽及下颌唇挡。

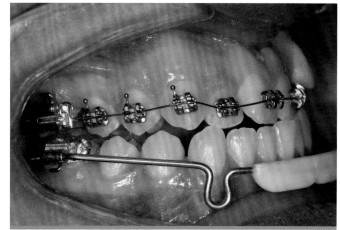

图3.52

图3.52~图3.54
位于磨牙近中带有欧米伽曲的 0.014 英寸不锈钢圆丝为上牙弓创造间隙，并使上前牙唇倾。下颌继续维持唇挡。

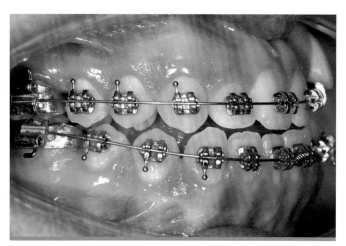

图3.55

图3.55~图3.57
0.016 英寸镍钛圆丝上放置推簧为左上尖牙创造空间。

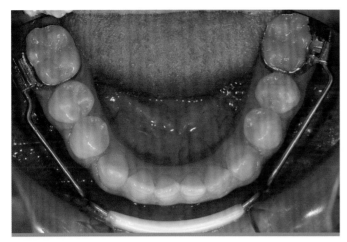

图3.51

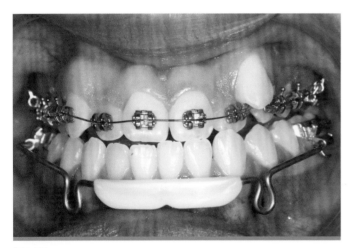

图3.53

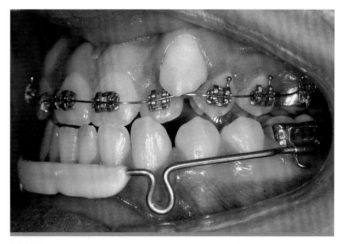

图3.54

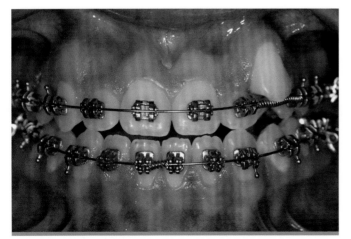

图3.56

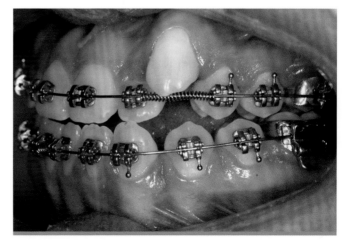

图3.57

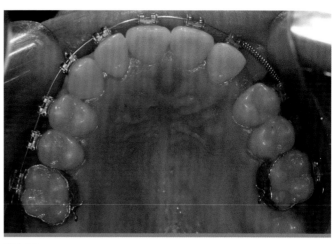

图3.58

图3.58, 图3.59
殆面像显示推簧开拓间隙。下颌可见前磨牙区出现间隙。

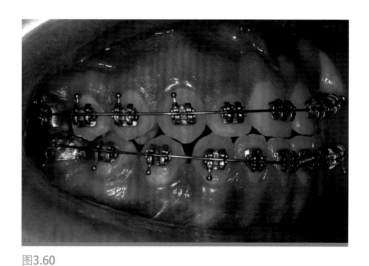

图3.60

图3.60~图3.62
0.016 英寸不锈钢圆丝上的推簧为左上尖牙取得足够间隙。

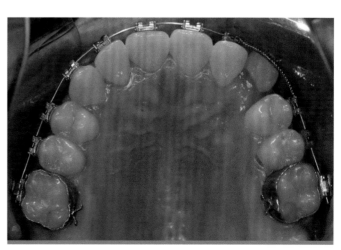

图3.63

图3.63, 图3.64
殆面像显示为 0.016 英寸不锈钢圆丝上，左上尖牙获得足够间隙。下颌弓形良好，前磨牙区有间隙。

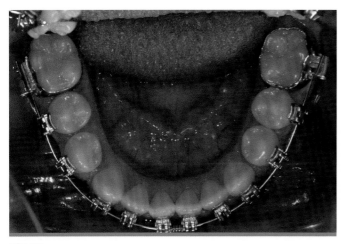

图3.59

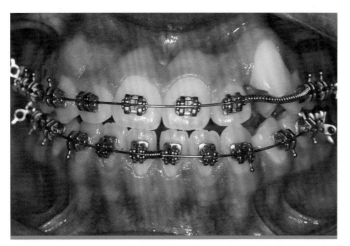

图3.61

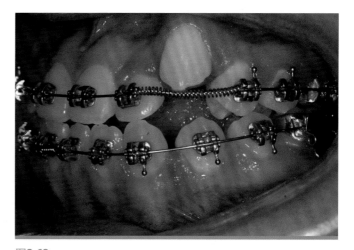

图3.62

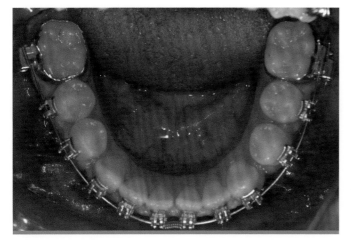

图3.64

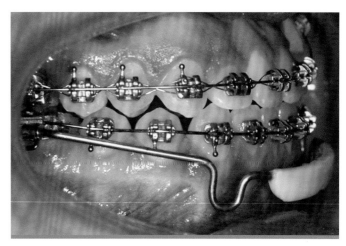

图3.65

图3.65~图3.67
上颌使用 0.014 英寸超弹镍钛圆丝排齐尖牙。下颌使用唇挡及 0.016 英寸不锈钢圆丝。

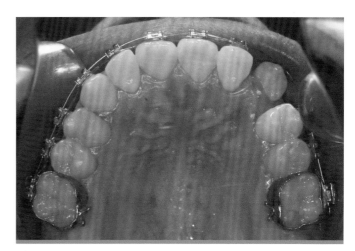

图3.68

图3.68, 图3.69
𬌗面像显示上尖牙间隙足够，下颌前磨牙区有散在间隙。

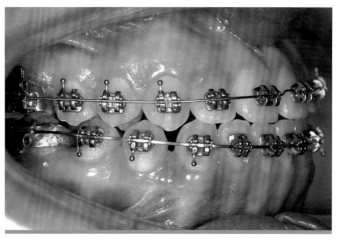

图3.70

图3.70~图3.72
上颌使用 0.016 英寸镍钛超弹圆丝最终排齐左上尖牙。下颌使用 0.017 英寸 × 0.025 英寸镍钛方丝矫治牙齿扭转。

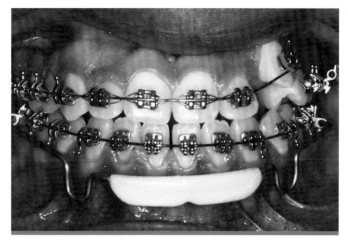

图3.66

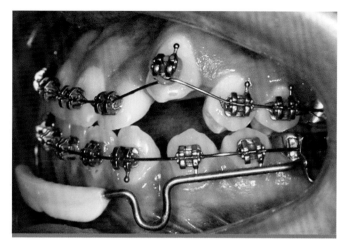

图3.67

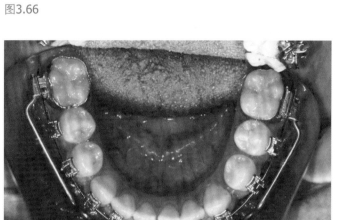

图3.69

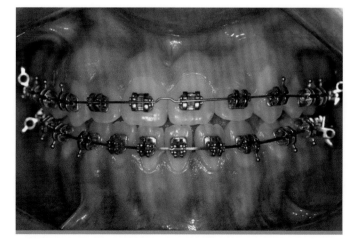

图3.71

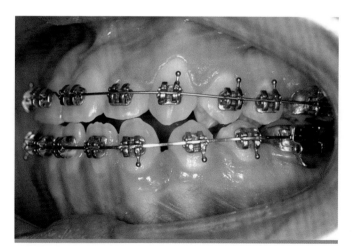

图3.72

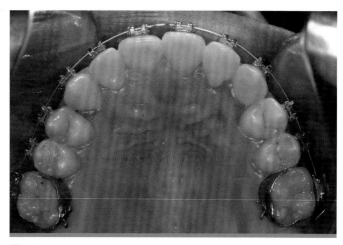

图3.73

图3.73, 图3.74

𬌗面像显示上颌 0.016 英寸镍钛圆丝，下颌 0.017 英寸 ×
0.025 英寸不锈钢方丝。上下弓形理想。

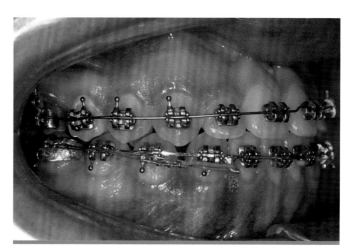

图3.75

图3.75~图3.77

上颌 0.016 英寸超弹镍钛圆丝全部入槽，下颌使用 0.019
英寸 × 0.025 英寸不锈钢方丝，用 0.009 英寸结扎丝和弹
力圈将第一磨牙与尖牙近中的牵引钩相拉，关闭散隙。

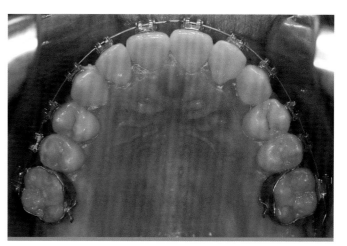

图3.78

图3.78, 图3.79

𬌗面像显示良好的牙弓形态。下颌在 0.019 英寸 × 0.025
英寸不锈钢方丝上进行间隙关闭。在此阶段，患者继续使
用唇挡。

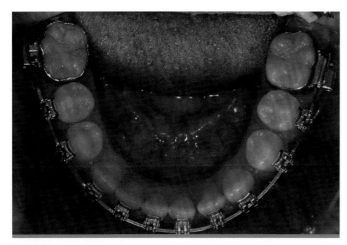

图3.74

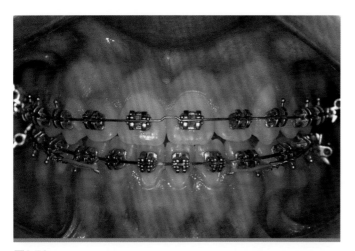

图3.76

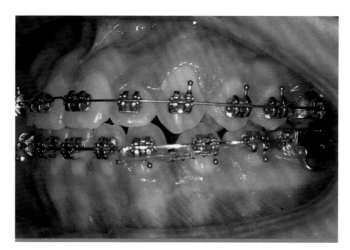

图3.77

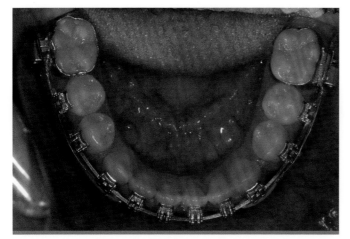

图3.79

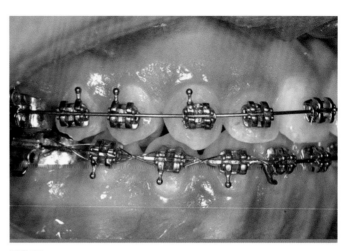

图3.80~图3.82

正面和侧面口内像显示上颌继续使用 0.016 英寸镍钛圆丝，下颌使用 0.019 英寸 × 0.025 英寸不锈钢方丝，下颌利用被动结扎保持间隙关闭（0.009 英寸结扎丝将第一磨牙与尖牙近中牵引钩长扎）。

图3.80

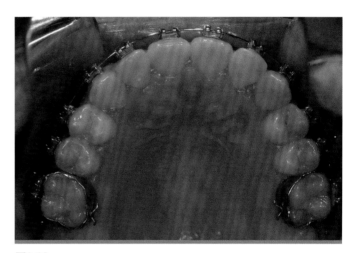

图3.83

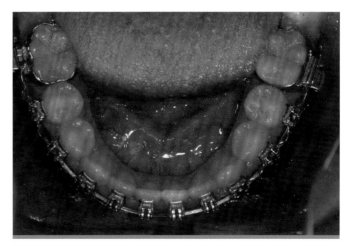

图3.83, 图3.84

殆面像显示上颌 0.016 英寸镍钛圆丝，下颌使用 0.019 英寸 × 0.025 英寸不锈钢方丝，下颌利用被动结扎保持间隙关闭。

图3.84

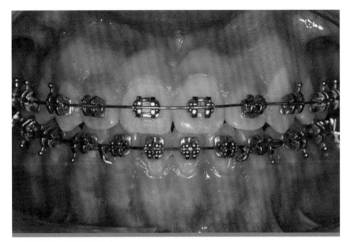

图3.81

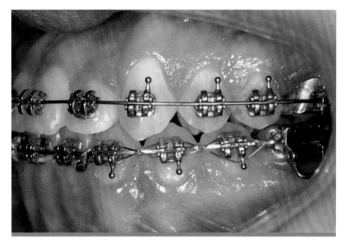

图3.82

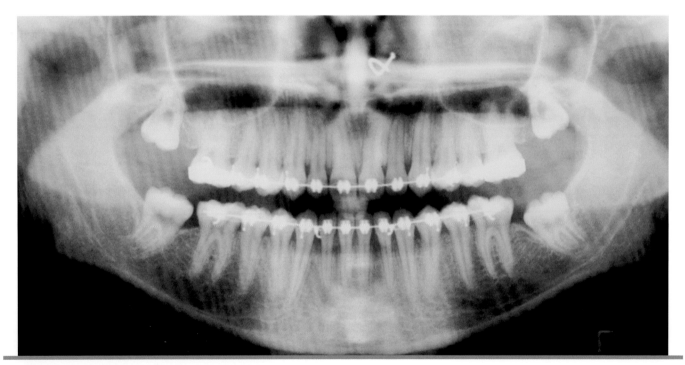

图3.85

图3.85
全景片显示第三磨牙发育，牙轴直立，向着第一磨牙方向的萌出情况良好。

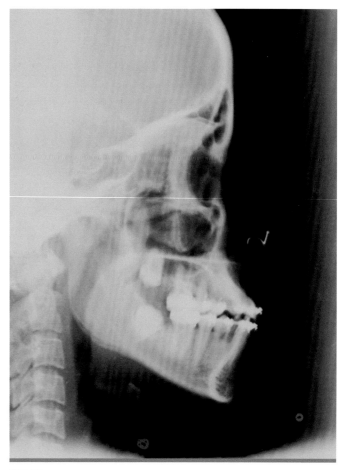

图3.86

**图3.86~图3.88**
侧位片、描迹图及分析显示前牙反𬌗纠正，前牙代偿性唇
倾良好。

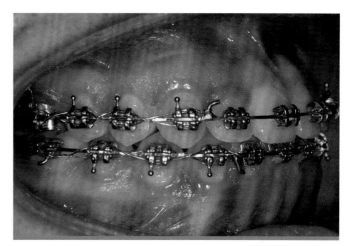

图3.89

**图3.89~图3.91**
上下颌使用 0.019 英寸 × 0.025 英寸不锈钢方丝，利用被
动结扎保持间隙关闭。磨牙 I 类关系，前牙覆盖正常。

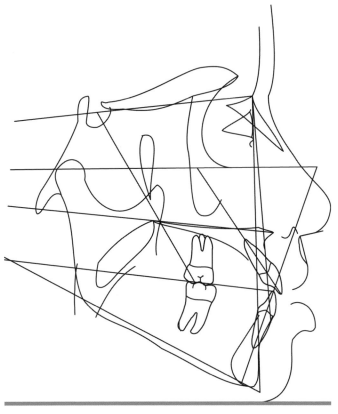

图3.87

| | |
|---|---|
| SNA∠ | 89° |
| SNB∠ | 86° |
| ANB∠ | 3° |
| A-N⊥FH | 4mm |
| Po-N⊥FH | 2mm |
| Wits | -3mm |
| GoGn SN∠ | 32° |
| FH Md∠ | 28° |
| Mx Md∠ | 22° |
| U1 to A-Po | 8mm |
| L1 to A-Po | 5mm |
| U1 to Mx plane∠ | 130° |
| L1 to Md plane∠ | 82° |
| **Facial analysis** | |
| Nasolabial∠ | 88° |
| NA⊥nose∠ | 28mm |
| Lip thickness | 11mm |

图3.88

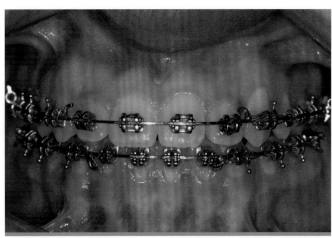

图3.90

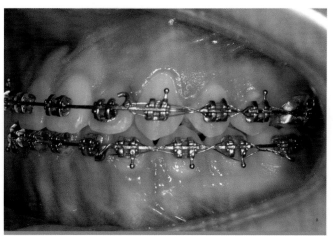

图3.91

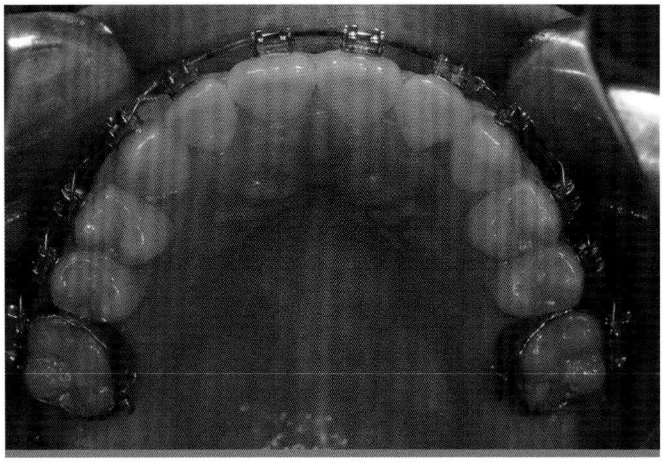

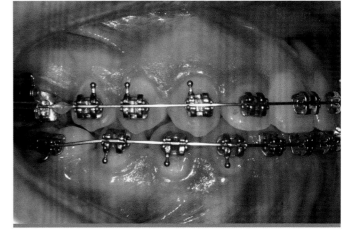

**图3.92, 图3.93**

粭面像显示间隙关闭，接触点良好，牙弓形态较好。

图3.92

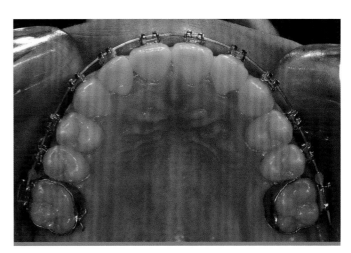

**图3.94~图3.96**

粘结下颌磨牙颊面管，180° 倒置托槽后重新粘结在右上侧切牙上进行控根，调整咬合。右上侧切牙颠倒托槽，以改善牙根转矩及咬合情况。上下颌使用 0.017 英寸 × 0.025 英寸超弹镍钛方丝再次排齐整平。

图3.94

**图3.97, 图3.98**

粭面像显示下颌磨牙粘结颊面管以及右上侧切牙托槽倒置粘结调整牙轴，使用 0.017 英寸 × 0.025 英寸不锈钢方丝。

图3.97

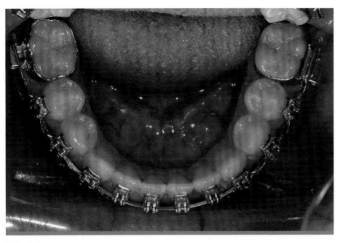

图3.93

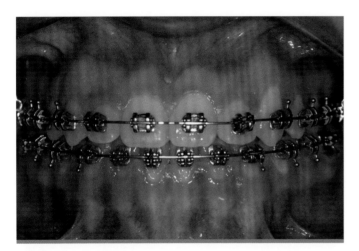

图3.95

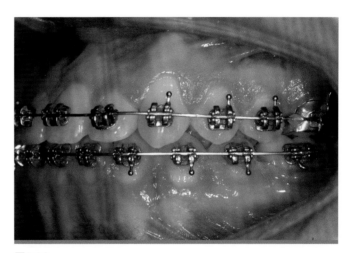

图3.96

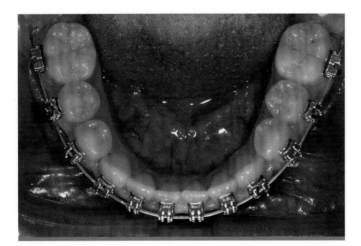

图3.98

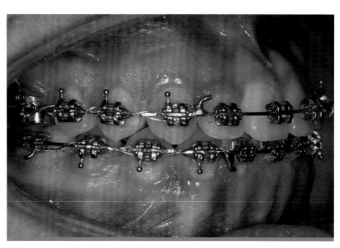

图3.99

图3.99~图3.101

矫治末期情况。上下颌使用 0.019 英寸 × 0.025 英寸不锈钢方丝，从磨牙到尖牙近中的牵引钩利用被动结扎保持间隙关闭。良好的磨牙关系，尖窝咬合良好，尖牙 I 类关系，前牙覆𬌗覆盖正常，中线居中。

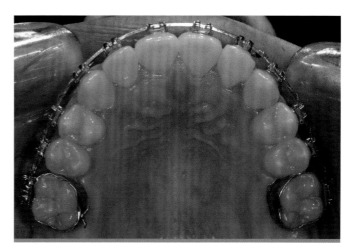

图3.102

图3.102, 图3.103

矫治末期弓形理想，邻牙接触良好。

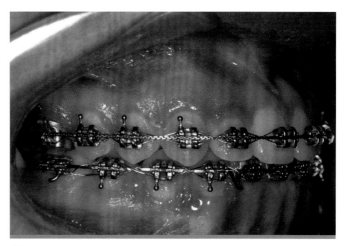

图3.104

图3.104~图3.106

矫治结束阶段上颌使用0.019 英寸 × 0.025 英寸麻花方丝，下颌使用 0.019 英寸 × 0.025 英寸不锈钢方丝。利用被动结扎保持间隙关闭。3/16(4 盎司 ) 颌间牵引调整咬合。

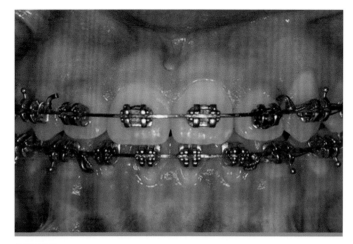

图3.100

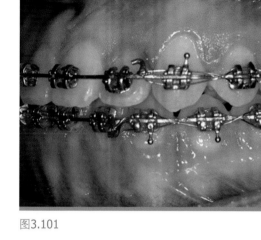

图3.101

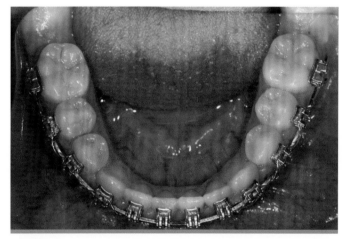

图3.103

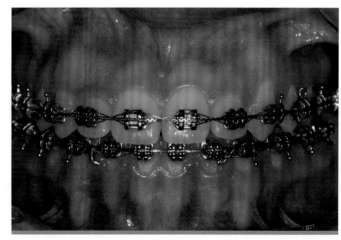

图3.105

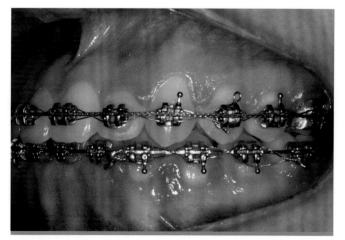

图3.106

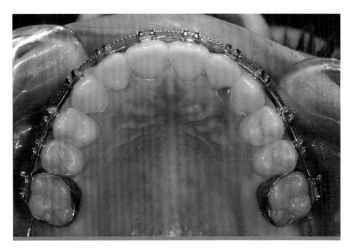

图3.107

图3.107, 图3.108

矫治结束阶段上颌使用0.019英寸×0.025英寸麻花方丝，下颌使用0.019英寸×0.025英寸不锈钢方丝。下颌右侧第三磨牙开始萌出与第一磨牙接触。

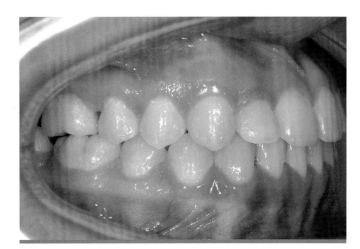

图3.109

图3.109~图3.111

拆除上下颌矫治器，已达到功能及美观的矫治目标。良好的磨牙关系，尖窝咬合良好，尖牙Ⅰ类关系，前牙覆𬌗覆盖正常，中线居中。

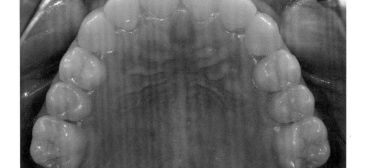

图3.112

图3.112, 图3.113

拆除上下颌矫治器，上下颌弓形理想，接触良好。下颌右侧第三磨牙已经萌出并与第一磨牙接触良好。

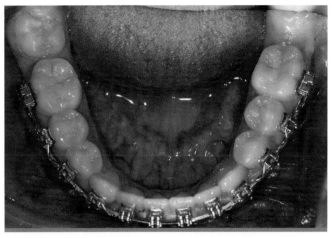

图3.108

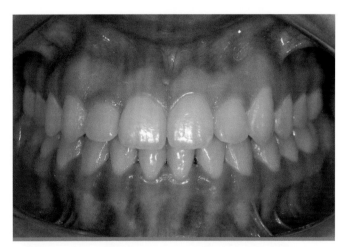

图3.110

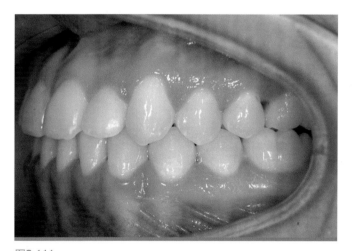

图3.111

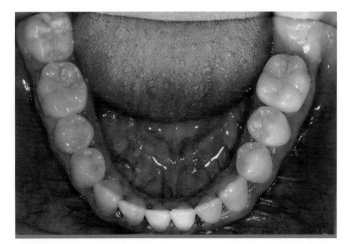

图3.113

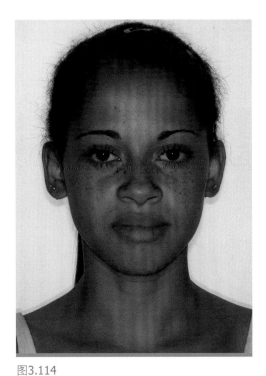

图3.114

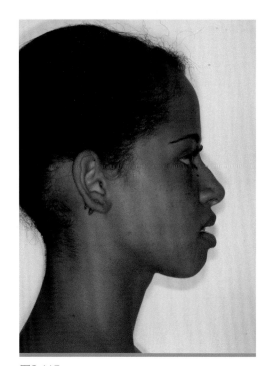

图3.115

**图3.114, 图3.115**
矫治后面像显示矫治结果理想，面型及唇部有了很大改善。

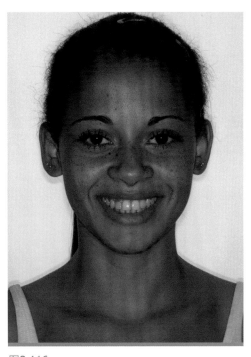

图3.116

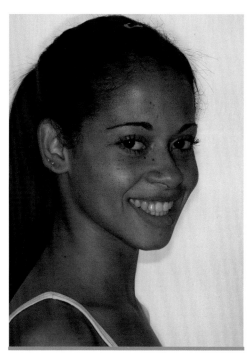

图3.117

**图3.116, 图3.117**
矫治后正面微笑像及 45° 侧貌显示患者拥有良好的微笑线。已达到美观及功能的矫治目标。患者非常满意矫治结果。

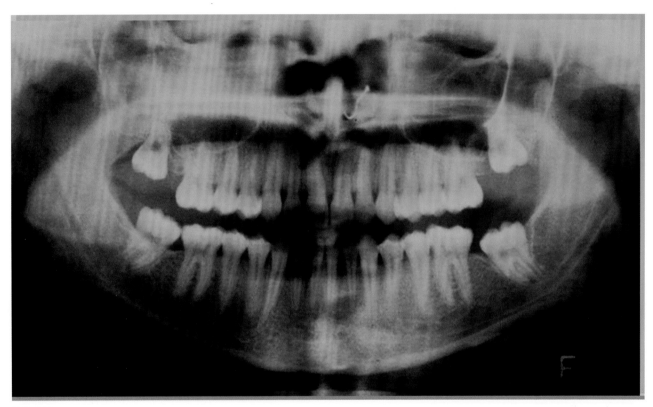

图3.118

图3.118
拆除矫治器后的全景片显示第三磨牙萌出情况良好，右侧下颌第三磨牙已经萌出并与相邻的第一磨牙接触。

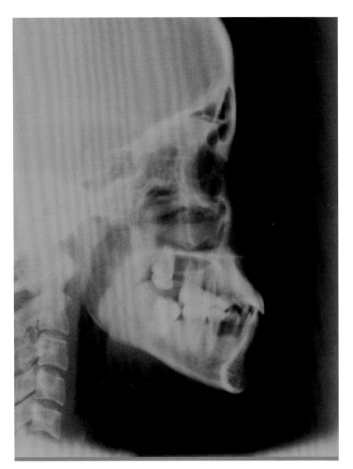

图3.119

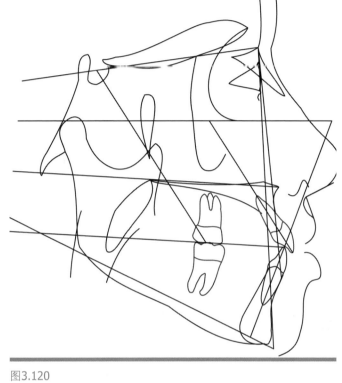

图3.120

图3.119~图3.121
头影测量显示矫治已达到矫治前头影测量的矫治目标。

| | |
|---|---|
| SNA∠ | 88° |
| SNB∠ | 86° |
| ANB∠ | 2° |
| A-N⊥FH | 6mm |
| Po-N⊥FH | 6mm |
| Wits | -2mm |
| GoGn SN∠ | 33° |
| FH Md∠ | 26° |
| Mx Md∠ | 22° |
| U1 to A-Po | 8mm |
| L1 to A-Po | 5mm |
| U1 to Mx plane∠ | 126° |
| L1 to Md plane∠ | 86° |
| **Facial analysis** | |
| Nasolabial∠ | 98° |
| NA⊥nose∠ | 27mm |
| Lip thickness | 9mm |

图3.121

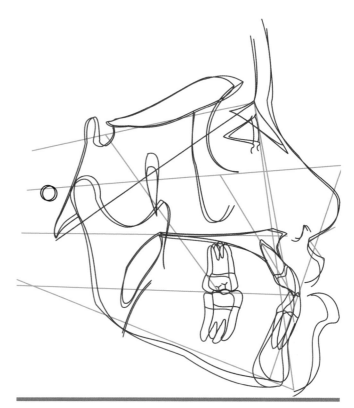

图3.122

**图3.122**

治疗前后的侧位重叠描迹图。垂直向和水平向均有良好控制，覆盖得到纠正，上下前牙的轴倾度改善。

# 第三章 临床病例 2

**姓名：JTS**
**性别：女**
**年龄：10岁7个月**
**面型：中面型**
**骨型：Ⅱ类**

### 诊断

Ⅱ类骨性错殆，右侧Ⅱ类牙性错殆，左侧Ⅰ类牙性错殆，上切牙唇倾，上下前牙拥挤，Spee 曲线过陡，深覆殆，上颌中线左偏。

### 治疗计划

拔除右上第二磨牙，上颌快速扩弓，扩大下颌牙弓，右上第一磨牙远移达成Ⅰ类磨牙关系，纠正上下牙弓关系和上颌中线。

### 矫治器

- 上牙弓 Hyrax 腭中缝扩展矫治器
- 不对称性口外弓
- 上下颌固定矫治器
- 右侧Ⅱ类牵引
- 上颌哈雷保持器
- 下颌 3–3 固定舌侧保持器

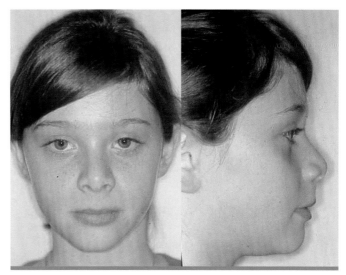

图3.123                    图3.124

图3.123, 图3.124
治疗前口外像显示面部对称，唇部闭合可。侧貌显示Ⅱ类面型。

**病例报告**

治疗计划为拔除右上第二磨牙以建立Ⅰ类磨牙关系，调正中线，改善上下颌间关系，并进行矫正过程中牙齿移动的垂直及水平控制。

治疗初期，粘结带有上颌磨牙及前磨牙带环的 Hyrax 矫治器进行上颌扩弓。下颌粘结固定矫治器，并用 0.014 英寸镍钛圆丝开始排齐。在去除 Hyrax 矫治器后不久，便拔除右上第二磨牙，并佩戴不对称性口外弓远移右上第一磨牙。上颌粘结固定矫治器并以 0.014 英寸镍钛圆丝开始排齐。

右侧建立Ⅰ类磨牙关系并完成上下牙弓的排齐后，陆续置入 0.016 英寸、0.018 英寸和 0.020 英寸的不锈钢圆丝进行上下牙弓的整平。

在治疗的关闭间隙阶段，0.019 英寸 × 0.025 英寸不锈钢方丝放入上下牙弓，被动向后结扎并保持 1 个月。接着，联合使用结扎丝与弹力圈内收牙齿。在此治疗阶段，在下颌反 Spee 曲方丝的切牙段部分加入额外的根唇向转距，以矫正深覆𬌗。

在治疗的最后阶段，拍摄全景片评估牙根的排齐状况。然后对部分牙齿的托槽进行重新定位，并在右下第二磨牙粘帖迷你颊面管。置入 0.016 英寸镍钛圆丝重新排齐整平。

重新整平后，0.019 英寸 × 0.025 英寸不锈钢方丝入槽以完成矫正治疗。在完成完美的牙齿尖窝关系及功能性运动后即可拆除固定矫治器。上颌使用哈雷保持器，下颌使用 3-3 固定舌侧保持。

治疗后拍摄全景片检查上颌右侧第三磨牙的萌出，可以看到与第一磨牙有接触。因此不需要进一步的治疗来排齐、直立上颌右侧第三磨牙。

最终的结果实现了治疗开始时设计的功能和美观目标，患者对治疗结果非常满意。

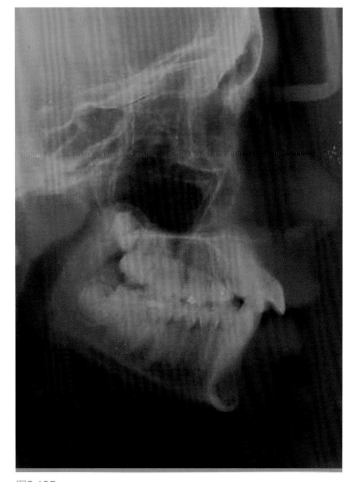

图3.125~图3.127

侧位片、描迹图及分析显示骨性Ⅱ类关系，Wits测量值为
8 mm，均角病例。

图3.125

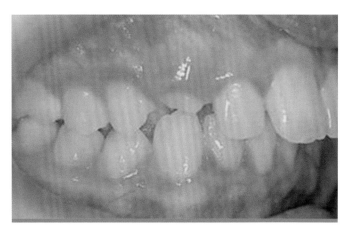

图3.128~图3.130

治疗前口内像显示右侧为Ⅱ类磨牙关系，左侧为Ⅰ类磨牙
关系，深覆𬌗，上颌中线左偏。

图3.128

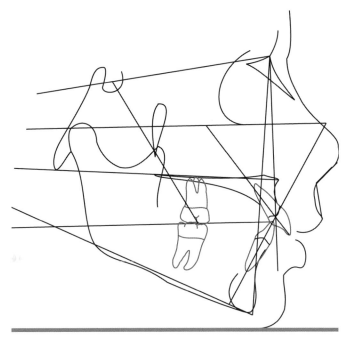

图3.126

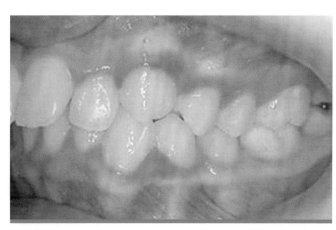

| SNA∠ | 82° |
|---|---|
| SNB∠ | 75° |
| ANB∠ | 7° |
| A-N⊥FH | 1mm |
| Po-N⊥FH | -7mm |
| Wits | 8mm |
| GoGn SN∠ | 35° |
| FH Md∠ | 26° |
| Mx Md∠ | 22° |
| U1 to A-Po | 9mm |
| L1 to A-Po | 2mm |
| U1 to Mx plane∠ | 129° |
| L1 to Md plane∠ | 93° |
| **Facial analysis** | |
| Nasolabial∠ | 127° |
| NA⊥nose∠ | 26mm |
| Lip thickness | 12mm |

图3.127

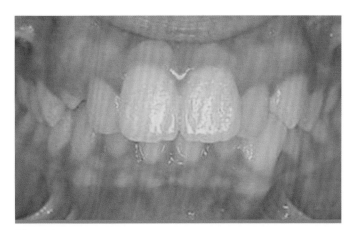

图3.129

图3.130

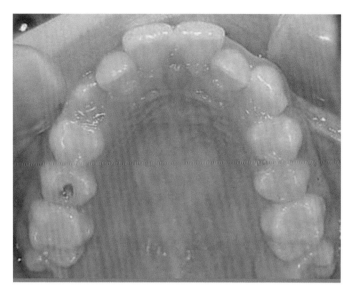

图3.131

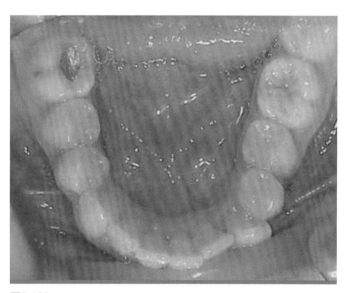

图3.132

**图3.131, 图3.132**
口内殆面像显示上下颌牙弓狭窄并拥挤。

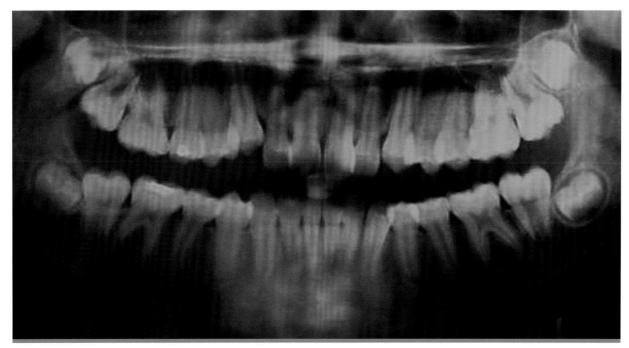

图3.133

图3.133
全景片显示发育中的第三磨牙有良好牙冠外形和大小。

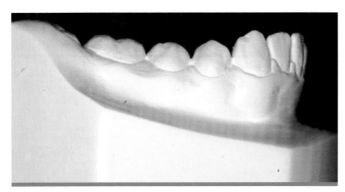

图3.134

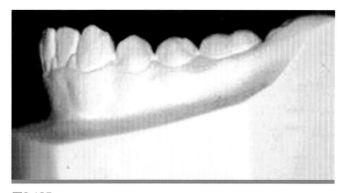

图3.135

图3.134, 图3.135
下颌研究模型的侧面观显示较陡的 Spee 曲线。

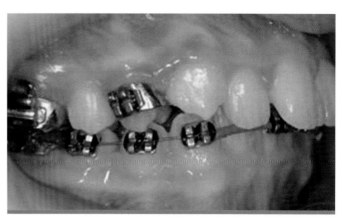

图3.136~图3.138

正面和侧面口内像显示 Hyrax 腭中缝扩展矫治器及粘结在第一磨牙和第一前磨牙上的带环。下颌粘结托槽，用 0.014 英寸镍钛圆丝开始排齐。

图3.136

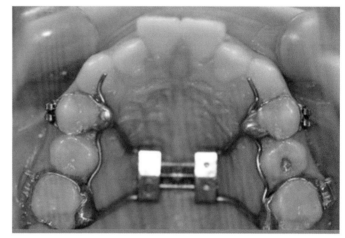

图3.139, 图3.140

口内𬌗面像显示上颌快速扩大的效果，下颌为 0.014 英寸镍钛圆丝。

图3.139

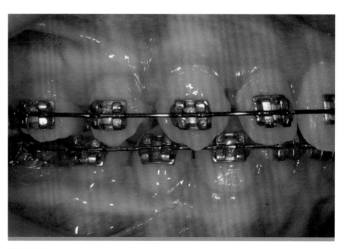

图3.141~图3.143

正面和侧面口内像显示下颌以 0.016 英寸不锈钢圆丝开始整平阶段。在拔除上颌右侧第二磨牙后，上颌右侧第一磨牙成为Ⅰ类关系。患者使用口外弓，正中切牙间隙是由于上颌快速扩大所致。

图3.141

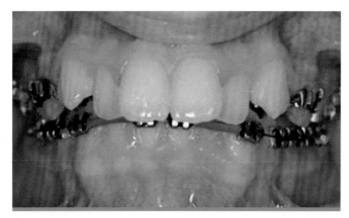

图3.137

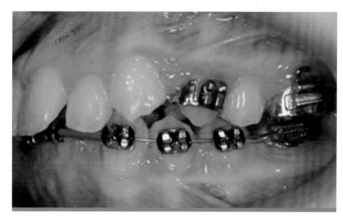

图3.138

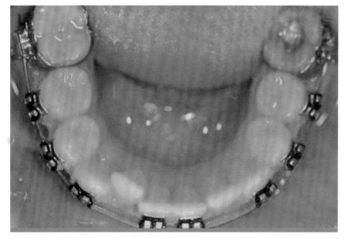

图3.140

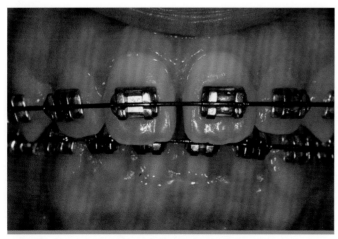

图3.142

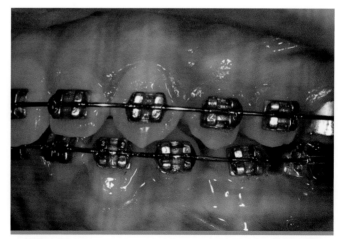

图3.143

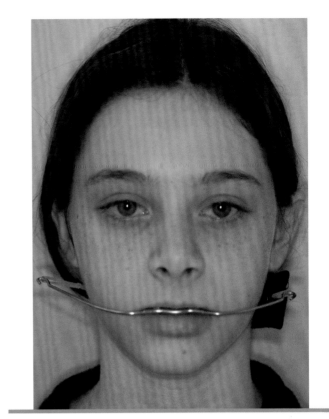

图3.144

**图3.144, 图3.145**
正面和侧面口内像，不对称口外弓是为了远移上颌右侧第一磨牙。

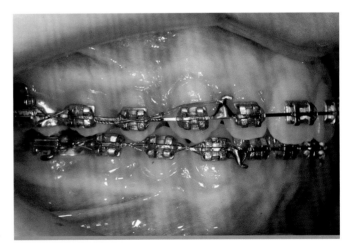

图3.146

**图3.146~图3.148**
正面和侧面口内像显示上下颌都为 0.019 英寸 × 0.025 英寸不锈钢方丝，从尖牙近中的牵引钩至磨牙被动向后结扎。

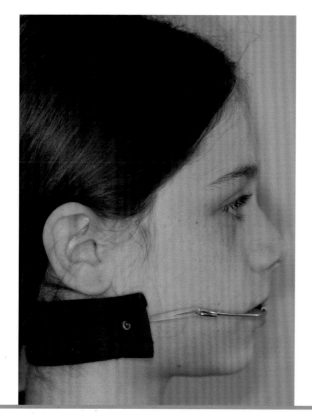

图3.145

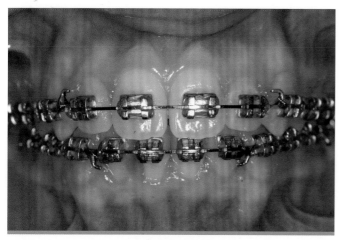

图3.147

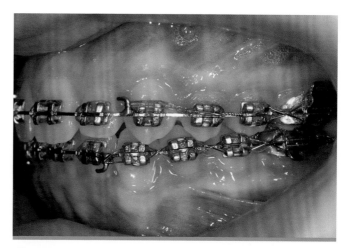

图3.148

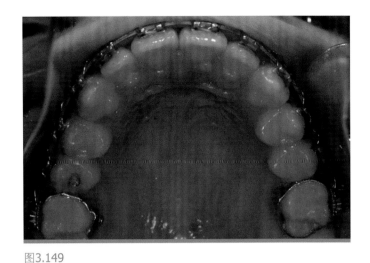

图3.149, 图3.150
口内殆面像, 上下颌 0.019 英寸 × 0.025 英寸不锈钢方丝。

图3.149

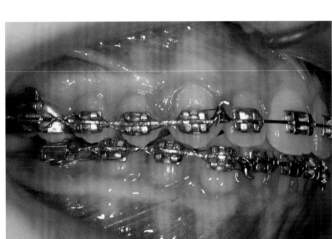
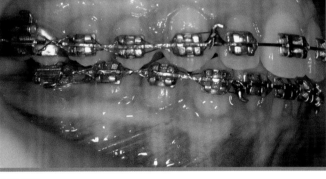

图3.151~图3.153
正面和侧面口内像显示在 0.019 英寸 × 0.025 英寸不锈钢方丝弓上, 利用滑动机制内收前牙。

图3.151

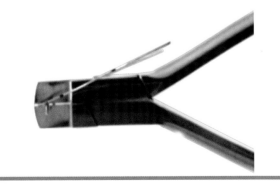

图3.154, 图3.155
图 3.154 显示下颌 0.019 英寸 × 0.025 英寸方丝加入下切牙根唇向转距。图 3.155 显示下颌反 Spee 曲可矫正深覆殆 并预防下切牙唇倾。

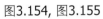

图3.154

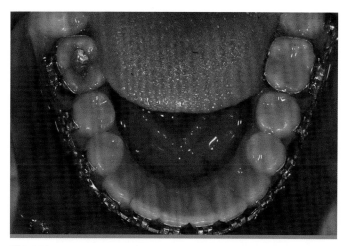

图3.150

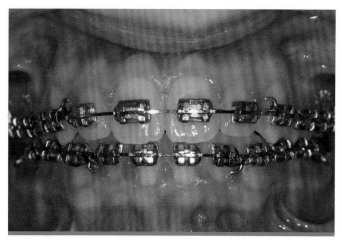

图3.152

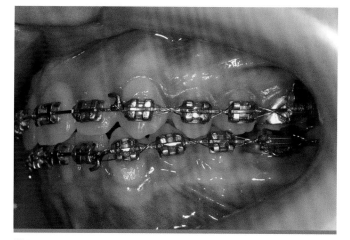

图3.153

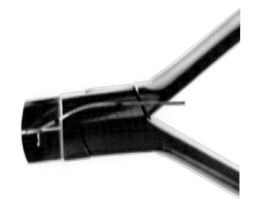

图3.155

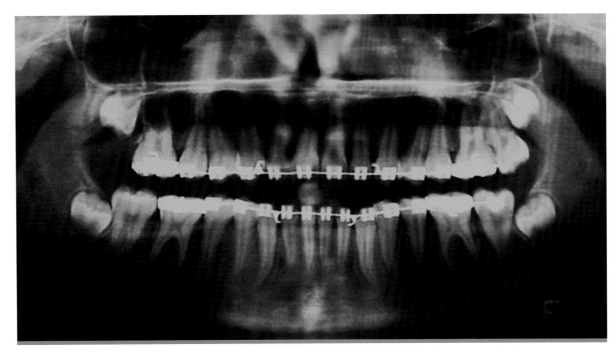

图3.156

**图3.156**
治疗中的全景片，可检查上颌右侧第三磨牙的牙根位置及发育过程。

**图3.160~图3.162**
正面和侧面口内像显示，托槽重新定位后放入 0.016 英寸
镍钛圆丝。

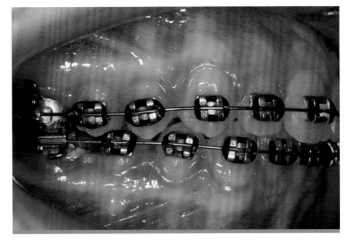

图3.160

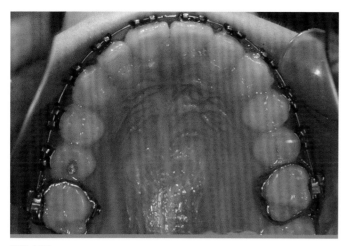

图3.157

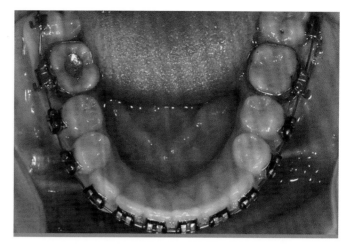

图3.158

图3.157~图3.159

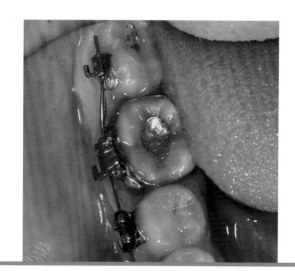

图3.159

船面像显示，托槽重新定位后，上颌使用 0.016 英寸镍钛圆丝。图 3.159 显示，下颌右侧第二磨牙粘贴迷你颊面管。

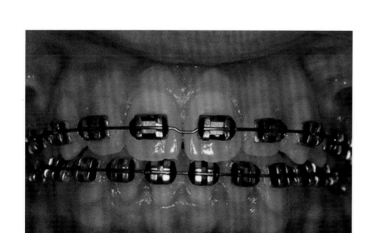

图3.161

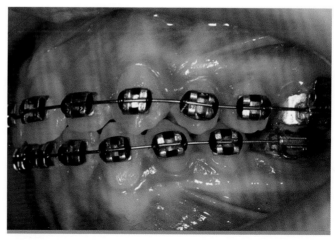

图3.162

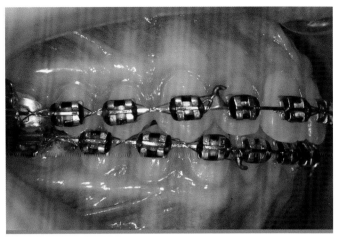

图3.163

**图3.163~图3.165**

正面和侧面口内像显示，治疗后期，在 0.019 英寸 × 0.025 英寸不锈钢方丝上，从尖牙近中的牵引钩到磨牙被动向后结扎。

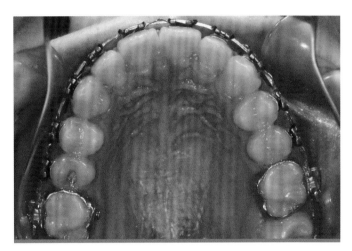

图3.166

**图3.166，图3.167**

口内𬌗面像显示，治疗后期的 0.019 英寸 × 0.025 英寸不锈钢方丝。上下牙弓形成了良好的弓形，牙齿排齐，邻牙接触较好。

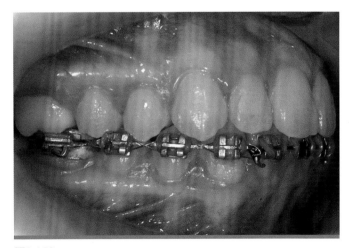

图3.168

**图3.168~图3.170**

正面和侧面口内像显示上颌中线纠正并达到 I 类磨牙关系后，拆除矫治器。下颌继续保留 0.019 英寸 × 0.025 英寸弓丝及托槽 1 个月。

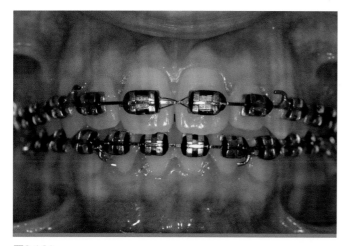

图3.164

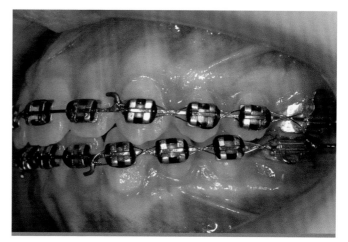

图3.165

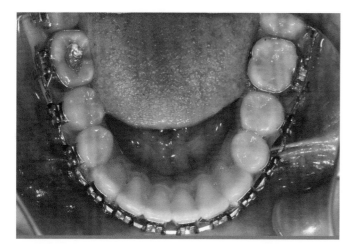

图3.167

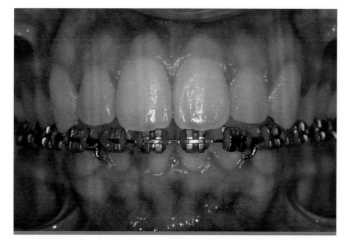

图3.169

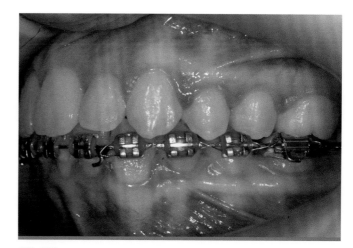

图3.170

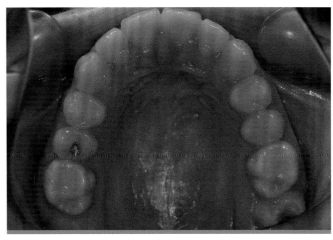

图3.171, 图3.172
验面像显示拆除上颌固定矫治器后，下颌固定矫治器仍在位。

图3.171

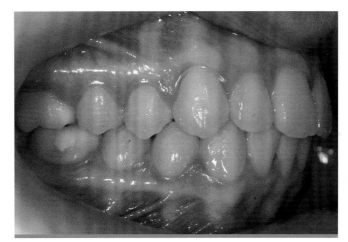

图3.173~图3.175
正面和侧面口内像显示拆除固定矫治器后，正畸治疗的美观和功能目标已达到。磨牙关系和上颌中线已纠正，覆验、覆盖确立。

图3.173

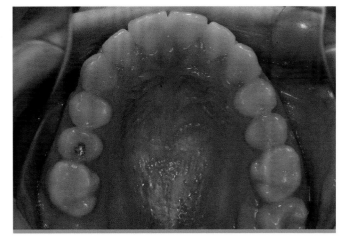

图3.176, 图3.177
验面像显示上下牙弓都具有良好的弓形。上颌右侧第三磨牙仍未萌出。下颌牙弓舌侧为 0.018 英寸麻花丝弯制的 3-3 固定保持器。

图3.176

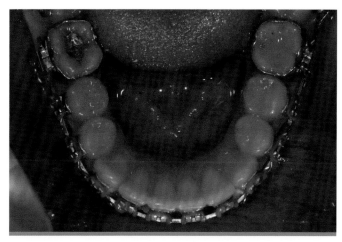

图3.172

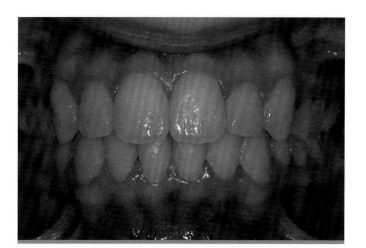

图3.174

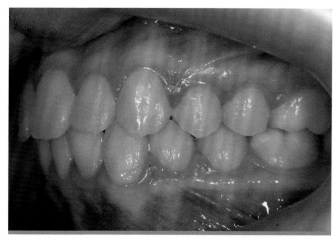

图3.175

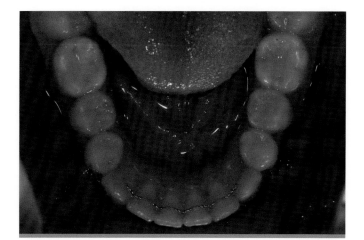

图3.177

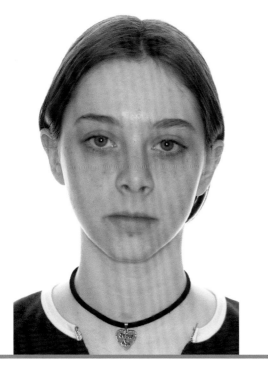

图3.178

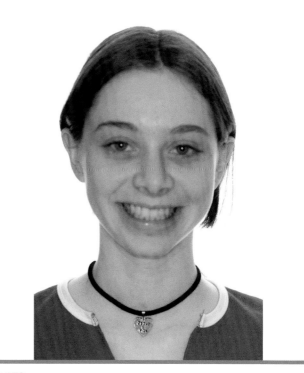

图3.179

**图3.178, 图3.179**

治疗后口外像显示和谐的面部美观及笑线。

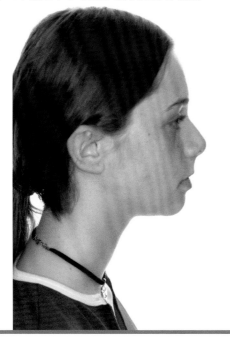

图3.180

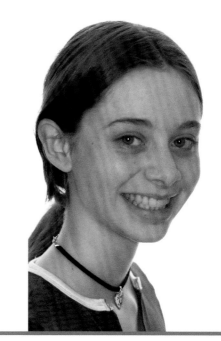

图3.181

**图3.180, 图3.181**

治疗后口外像显示良好的笑线。正畸治疗的美观和功能目标达成。患者对治疗的结果很满意。

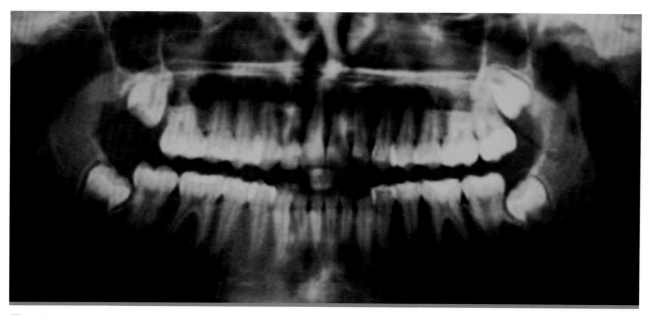

图3.182

图3.182
全景片显示在拆除矫正器后，确定上颌右侧第三磨牙良好的发育及萌出。

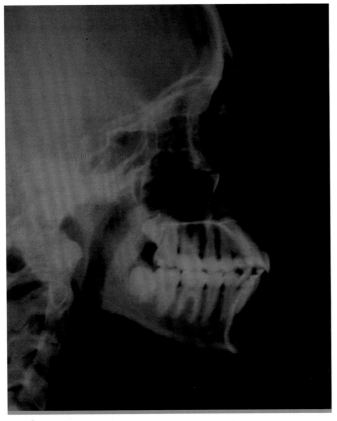

图3.183

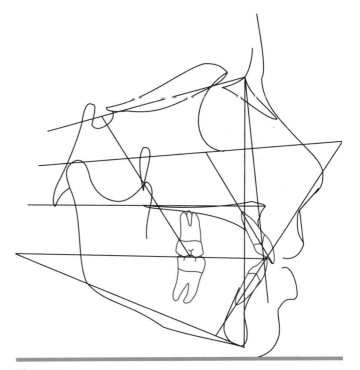

图3.184

**图3.183~图3.185**
侧位片、描迹图及分析证实达到了治疗开始时建立的矫治
目标。

**图3.187~图3.189**
治疗完成后一年的口内像。磨牙关系稳定，第三磨牙萌出
并与第一磨牙有良好的接触。

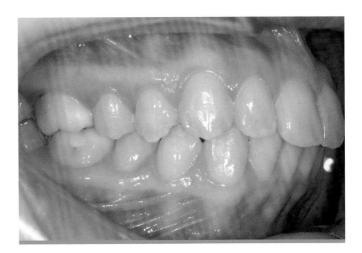

图3.187

| | |
|---|---|
| SNA∠ | 81° |
| SNB∠ | 75° |
| ANB∠ | 6° |
| A-N⊥FH | 2mm |
| Po-N⊥FH | -7mm |
| Wits | 6mm |
| GoGn SN∠ | 35° |
| FH Md∠ | 26° |
| Mx Md∠ | 21° |
| U1 to A-Po | 8mm |
| L1 to A-Po | 5mm |
| U1 to Mx plane∠ | 122° |
| L1 to Md plane∠ | 103° |
| **Facial analysis** | |
| Nasolabial∠ | 129° |
| NA⊥nose∠ | 30mm |
| Lip thickness | 11mm |

图3.185

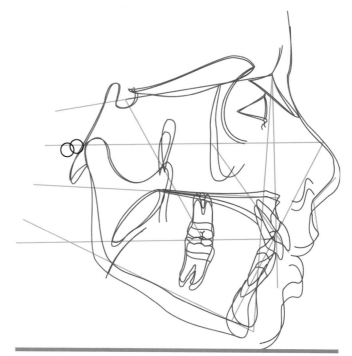

图3.186

图3.186

前后侧位片重叠的描迹图显示矫治深覆盖时，对水平和垂直向有较好的控制。下切牙位置与治疗开始时 VTO 所预期的位置一致。

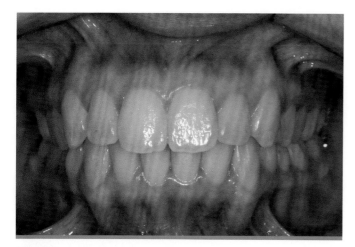

图3.188

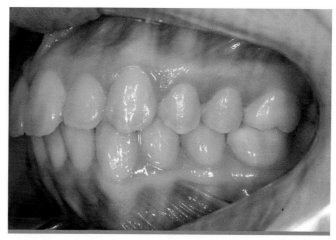

图3.189

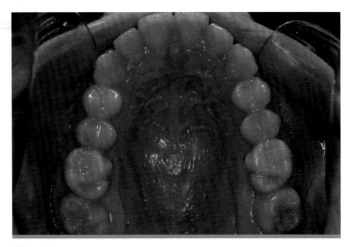

图3.190

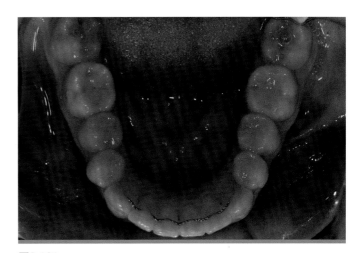

图3.190, 图3.191
殆面像显示上下颌的牙弓情况。上颌第三磨牙萌出并与第一磨牙有良好的接触，不需要进一步治疗。

图3.191

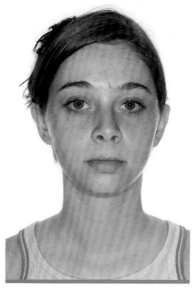

图3.192

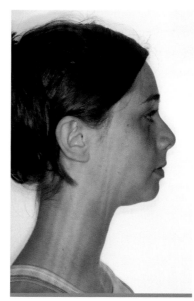

图3.193

**图3.192，图3.193**

正面和侧面像显示唇闭合良好。

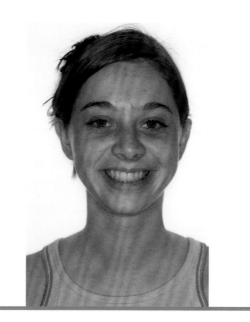

图3.194

**图3.194**

正面微笑像显示了良好的面部美观。患者非常满意最后的治疗结果。

图书在版编目（CIP）数据

现代正畸学／（巴西）特里维斯（Trevisi，H.），
（巴西）雷金纳德（Reginaldo，C.），（巴西）赞
恩（Zanelato，T.）编；王林译.——南京：东南大学
出版社，2012，9
书名原文：State-of-the-Art Orthodontics
ISBN 978-7-5641-3194-4

Ⅰ.①现… Ⅱ.①特… ②雷… ③赞… ④王…
Ⅲ.①口腔正畸学 Ⅳ.①R783.5

中国版本图书馆CIP数据核字（2012）第264873号

江苏省版权局著作权合同登记
图字：10-2011-547号

出版发行：东南大学出版社
社　　　址：南京市四牌楼2号　　邮编：210096
出 版 人：江建中
经　　　销：全国各地新华书店
印　　　刷：南京精艺印刷有限公司
开　　　本：889mm×1194mm　　1/12
印　　　张：19.5
字　　　数：379千字
版　　　次：2012年9月第1版
印　　　次：2012年9月第1次印刷
书　　　号：ISBN 978-7-5641-3194-4
定　　　价：160.00元